SUBHRANEEL BHATTACHARYA
SHUBHAM KUMAR
SUBHASIS BHATTACHARYA

COMPLICAÇÕES NO IMPLANTE

SUBHRANEEL BHATTACHARYA
SHUBHAM KUMAR
SUBHASIS BHATTACHARYA

COMPLICAÇÕES NO IMPLANTE

ScienciaScripts

Imprint

Cover image: www.ingimage.com

This book is a translation from the original published under ISBN 978-620-8-11847-1.

Publisher:
Sciencia Scripts
is a trademark of
Dodo Books Indian Ocean Ltd. and OmniScriptum S.R.L publishing group

120 High Road, East Finchley, London, N2 9ED, United Kingdom
Str. Armeneasca 28/1, office 1, Chisinau MD-2012, Republic of Moldova, Europe
Printed at: see last page
ISBN: 978-620-8-19897-8

INTRODUÇÃO

Após a perda de um dente, um indivíduo pode procurar uma substituição dentária para que a sua função e estética possam ser restauradas. A prótese clínica, durante a última década, melhorou e desenvolveu-se significativamente de acordo com os avanços da ciência e as exigências e necessidades dos pacientes. As opções convencionais em prótese dentária para substituir um dente unitário em falta incluem a prótese parcial removível, pontes de cobertura parcial e total e pontes ligadas com resina. Os implantes dentários têm ganho cada vez mais popularidade ao longo dos anos, uma vez que são capazes de restaurar a função até próximo do normal, tanto em arcadas parciais como em arcadas completamente desdentadas. Com provas substanciais disponíveis, as próteses fixas suportadas por implantes são atualmente reconhecidas como uma opção de tratamento fiável para a substituição de um ou vários dentes em falta. Embora os implantes dentários se estejam a tornar cada vez mais a escolha de substituição de dentes em falta, os impedimentos a eles associados também estão a surgir progressivamente. O edentulismo é uma condição em que a perda de dentes ocorre devido a várias causas, como a cárie dentária, a doença periodontal e o traumatismo. Provoca consequências anatómicas, estéticas, biomecânicas e também psicológicas adversas. Pode ser classificada como parcial ou total. A substituição de dentes perdidos utilizando vários materiais e métodos está documentada há séculos 1. Reimplantação, transplante, implante e muitas opções protéticas têm sido utilizadas com sucesso limitado.[2] As diferentes modalidades de tratamento do edentulismo parcial ou completo incluem a prótese parcial removível (RPD), a prótese parcial fixa (FPD) e a prótese completa (CD).[1] A substituição convencional de um único dente com FPD expõe os dentes pilares, bem como as causas, a vários riscos biológicos e técnicos, tais como complicações endodônticas, cáries secundárias e acesso difícil para controlo da placa bacteriana.[3] Os implantes dentários são uma opção para substituir dentes em falta ou muito doentes e também oferecem conforto e estabilidade. Trata-se de uma restauração que se aproxima o mais possível de um dente natural.[4] Os implantes estimulam o osso e ajudam a manter e a aumentar a densidade óssea na ausência de um dente natural, o que, por sua vez, pode ajudar a preservar a estrutura facial.[5] Durante um curto período de observação, a reconstrução com implantes demonstrou uma relação custo/eficácia mais favorável para a substituição de um único dente em comparação com a FPD convencional.[3]

A medicina dentária sofreu muitas alterações durante o último quarto de século; no entanto, nenhuma alteração foi mais profunda do que a ocorrida no campo da implantologia.[6] A Implantologia Oral (Medicina Dentária de Implantes) é a ciência e a disciplina que se ocupa do diagnóstico, conceção, inserção, restauração e/ou gestão de estruturas orais aloplásticas ou autógenas para restaurar a perda de contorno, conforto, função, estética, fala e/ou saúde dos pacientes parcial ou totalmente desdentados.[7] De acordo com a Associação Dentária Americana, o implante dentário é definido como um dispositivo especialmente concebido para ser colocado cirurgicamente no interior ou sobre o osso mandibular ou maxilar como meio de proporcionar uma substituição dentária completa. A introdução de implantes dentários expandiu o arsenal dos médicos dentistas na substituição de dentes em falta, no entanto, a reabilitação com implantes já não se limita a restaurar a função. Os implantes dentários tornaram-se uma indústria multimilionária impulsionada pelo aumento ósseo, gestão dos tecidos moles e restaurações estéticas.[8] Os implantes tornaram-se uma modalidade terapêutica importante na última década, principalmente após os trabalhos desenvolvidos por Branemark.[7]

Um material estranho implantado no osso promove sempre uma resposta inflamatória, que pode diminuir ao fim de alguns dias ou terminar com a rejeição total do implante.[9] Muitos metais diferentes foram utilizados em implantologia, mas nos últimos anos tem havido uma clara tendência para o titânio, devido ao seu elevado grau de biocompatibilidade.[10] Recentemente, está também a ser utilizado o tântalo, conhecido por manter propriedades mecânicas significativas e por ter uma excelente resistência à corrosão. O mecanismo de interação entre o tecido ósseo e o implante pode ser a osseointegração ou a integração fibro-óssea. A osseointegração é a modalidade mais fiável e duradoura de retenção de um implante, uma vez que a superfície do implante portador de carga está estrutural e funcionalmente integrada no osso vivo ordenado. **Branemark** designou a osseointegração como uma ligação direta do osso vivo com a superfície de um implante sujeito a uma carga funcional. A osteointegração foi ainda definida a partir de vários pontos de vista, incluindo a descrição de resultados clínicos a longo prazo, uma avaliação numérica da capacidade mecânica interfacial e o aspeto morfológico da interface tecido-implante.[11] Albrektsson et al definiram a osteointegração como uma "ligação funcional e estrutural direta entre o osso vivo e a superfície de um implante de suporte de carga". Podem ocorrer outros tipos de resposta peri-implantar, como a presença de uma camada de colagénio observada entre o osso e a superfície do implante.[13] Esta zona de tecido conjuntivo é constituída por fibras de colagénio paralelas e elementos vasculares sanguíneos de suporte, consistentes com a organização anatómica do ligamento de colagénio. Esta interface de resposta tecidular é designada por fibro-óssea, que é fisiologicamente bem tolerada e pode apresentar uma mobilidade clinicamente discernível quando sujeita a carga.[14]

Um implante oral integrado Osseo é considerado bem sucedido se cumprir determinados critérios em termos de função (capacidade de mastigar), fisiologia dos tecidos (presença e manutenção da osteointegração, ausência de dor e de outros processos patológicos) e satisfação do utilizador (estética e ausência de desconforto). Cada implante tem de cumprir e ser testado relativamente a todos os critérios de sucesso definidos, caso contrário deve ser considerado como sobrevivente, um termo que se aplica aos implantes que ainda estão em funcionamento e não foram testados relativamente aos critérios de sucesso, ou em que nem os critérios de sucesso nem os de fracasso são cumpridos.[15]

Qualquer desvio da osseointegração normal devido a infeção do implante dentário, rejeição, sobrecarga, falha, perda óssea, inflamação, abertura da linha de incisão, etc., está incluído nas complicações dos implantes dentários. Existem dois tipos de complicações, consoante a altura em que surgem: precoces e tardias.[16] As complicações precoces incluem infeção, edema, equimose, hematoma e hemorragia. As complicações tardias incluem perfurações do retalho mucoperiosteal, sinusite maxilar, fracturas mandibulares, perda de osseointegração, defeitos ósseos, lesões peri-implantares e infecções. Deve ser feita uma distinção clara entre fracassos e complicações. As complicações podem indicar um risco acrescido de insucesso, mas têm um significado temporário ou são passíveis de tratamento. Os implantes que falham ou as complicações nos tecidos moles podem ser de três tipos: doença peri-implantar, peri-mucosite e peri-implantite.[17] A doença peri-implantar é um termo coletivo para as reacções inflamatórias nos tecidos moles que rodeiam os implantes funcionais. A mucosite peri-implantar descreve reacções inflamatórias reversíveis nos tecidos moles que rodeiam um implante em funcionamento, enquanto a peri-implantite se refere a reacções inflamatórias com perda de osso de suporte nos tecidos que rodeiam um implante em funcionamento.

As perdas de implantes podem ser arbitrariamente divididas em precoces, quando a osseointegração não ocorre, e tardias, quando a osseointegração alcançada é perdida após um período de função.[20] Uma forma de discriminar entre perdas precoces e tardias é incluir todas as falhas que ocorrem antes da colocação da prótese no grupo precoce e as que ocorrem após a carga funcional no grupo tardio, se os implantes não forem imediatamente carregados. Esta subdivisão tem limitações, uma vez que continua a ser clinicamente difícil determinar até que ponto um implante está efetivamente osseointegrado.[21] As caraterísticas individuais desempenham um papel importante no processo de fracasso precoce, no entanto, pouco se sabe sobre a influência da suscetibilidade genética na osseointegração. O stress oclusal excessivo em conjunto com as caraterísticas do hospedeiro e a perda óssea marginal induzida por bactérias (peri-implantite) parecem ser os principais factores etiológicos.[22] Os tratamentos baseados em implantes estão a ganhar importância, mas também os desafios, devido a factores sistémicos subjacentes. Outro aspeto é o risco de complicações devido ao próprio tratamento cirúrgico, que pode interferir com o curso da condição sistémica.[14] A maioria dos problemas que podem surgir no tratamento implantológico são acidentes, complicações ou erros iatrogénicos e são consequência de uma indicação inadequada, má qualidade ou quantidade de osso, uma técnica cirúrgica errada, infecções, falta de higiene oral, hábito de fumar e várias doenças sistémicas mal controladas.[16] A crescente aceitação da colocação de implantes como uma opção de tratamento padrão para os pacientes significa que cada vez mais dentistas estarão envolvidos nos cuidados e na manutenção a longo prazo destes implantes. Só através de um bom protocolo de trabalho podemos detetar os factores de risco locais e sistémicos que podem determinar o sucesso do tratamento e permitir-nos implementar medidas preventivas, se necessário.

Esta dissertação bibliográfica é uma tentativa de rever o conhecimento atual das complicações dos implantes.

REVISÃO DA LITERATURA

Salonen, Oikarinen, Virtanen e Pernu (1993)[86] efectuaram um estudo em 68 pacientes, 26 homens e 42 mulheres, com idades compreendidas entre os 21 e os 86 anos, que foram tratados com 204 implantes endósseos (TPS, ITI, Bonefit ou Biolox) entre 1985 e 1990. Foram examinados na sua última consulta de revisão cerca de 22,5 meses após a cirurgia, variando muito o intervalo entre os sistemas de implantes utilizados (de 4 a 60 meses). Catorze implantes foram perdidos durante o período de observação devido a falhas na osseointegração. Não se registaram diferenças estatisticamente significativas nas taxas de sucesso entre os sistemas de implantes durante o período de observação. No entanto, os valores de Periotest diferiram significativamente entre os implantes Bonefit e ITI nos maxilares ($P < .001$) e mandíbulas ($P < .01$), e entre os implantes TPS bem sucedidos e falhados ($P < .001$, teste t não pareado). Em quatro dos insucessos, todos implantes ITI, as restaurações protéticas (próteses fixas e coroas unitárias) tinham sido perdidas. Todos os outros fracassos foram tratados com a utilização da prótese completa anterior. O estudo concluiu que as possíveis causas de insucesso incluíam a idade avançada e o mau estado de saúde geral do paciente, complicações nos procedimentos cirúrgicos e higiene oral comprometida.

Balshi e Wolfinger(1999)[88] relataram um estudo sobre os resultados da colocação de implantes em 34 pacientes com diabetes que foram tratados com 227 implantes Branemark. Entre abril de 1987 e maio de 1998, os sujeitos do estudo foram tratados com um total de 227 implantes, com uma média de 6,7 implantes por pessoa. No sistema Branemark, o comprimento dos implantes variou entre 7,0 e 20,0 mm. Cerca de 190 tinham entre 10 e 18 mm de comprimento. Do total de 227 implantes, 91 foram colocados em locais de extração recentes. Os restantes 136 implantes foram colocados em osteotomias criadas por técnicas de perfuração padrão. Quatro dos 227 implantes foram carregados imediatamente após a colocação, todos no mesmo paciente. Este indivíduo foi colocado simultaneamente com outros 11 implantes que não foram colocados imediatamente. Foi utilizado enxerto ósseo em 31 dos 227 locais. Trinta dos 34 pacientes originais foram seguidos até à revelação e restauração final de 117 implantes. O período de cicatrização entre as cirurgias da primeira e da segunda fase variou entre 0 e 15,5 meses, sendo 5,9 meses o período médio de cicatrização por implante. Os resultados mostraram que 214 dos 227 implantes estavam osteo-integrados, com uma taxa de sucesso de 94,3%. Dos treze implantes falhados, quatro ocorreram em cada um de dois pacientes (ambos não fumadores), dois ocorreram num paciente (também não fumador) e um ocorreu em cada um de três pacientes. Destes últimos, um era fumador. Dos quatro implantes que receberam carga imediata, três falharam. Seis dos 13 insucessos cirúrgicos localizavam-se na mandíbula posterior, quatro na maxila posterior, dois na maxila anterior e um na mandíbula anterior. Dos 31 locais enxertados, um (3,2%) falhou. Dos 177 implantes que foram seguidos até à restauração final, foi identificada uma falha, o que representa uma taxa de falha de apenas 0,06%. O estudo concluiu que o rastreio da diabetes e a tentativa de assegurar que os candidatos a implantes estão sob controlo metabólico são recomendados para aumentar as hipóteses de uma osseointegração bem sucedida. A proteção antibiótica e a prevenção do tabagismo também devem ser consideradas.

Kan, Rungcharassaeng, Kim, Lozada e Goodacre (2002)[72] afirmaram que muitos factores afectam a taxa de sobrevivência dos implantes osteointegrados colocados em seios maxilares enxertados. Este relatório clínico descreve a avaliação retrospetiva de 60 pacientes com 228 implantes colocados em 84 seios maxilares enxertados na Faculdade de Medicina Dentária da Universidade de Loma Linda. Os factores utilizados para determinar as taxas de sobrevivência destes implantes foram o tipo de implante, a colocação simultânea/atrasada do implante, a altura óssea pré-tratamento, a higiene oral e os hábitos tabágicos. Do total de 228 implantes, 205 (89,9%) permaneceram em função após um período médio de acompanhamento de 41,6 meses (intervalo de 0 a 60 meses). Uma maior taxa de insucesso foi associada à utilização de implantes não roscados, má higiene oral e tabagismo. Esta informação pode facilitar o planeamento do tratamento e melhorar a comunicação entre o dentista e o paciente relativamente à relação risco/benefício e aos resultados dos implantes colocados em seios maxilares enxertados.

Arad, Samet, Samet e Mamlider (2002)[88] realizaram um estudo para comparar a incidência das complicações e a taxa de sobrevivência relacionadas com implantes dentários entre fumadores e não fumadores e para avaliar a influência do tabagismo, analisando dados de 959 implantes colocados em 261 pacientes durante o ano de 1995 a 1998. Os pacientes foram divididos em 3 grupos: não fumadores, fumadores ligeiros (até 10 cigarros por dia) e fumadores pesados (mais de 10 cigarros por dia); os fumadores foram divididos em 2 subgrupos de acordo com a duração do tabagismo (menos ou mais de 10 anos). A influência do tabagismo foi analisada relativamente ao tipo de parafuso de cobertura do implante e à implantação imediata versus tardia. Os resultados sugerem que a taxa global de insucesso foi de 2% para os não fumadores e de 4% para todos os fumadores. As complicações menores e maiores foram encontradas em maior percentagem (46%) nos grupos de fumadores do que no grupo de não fumadores (31%). Foi encontrada uma incidência significativamente mais elevada de complicações entre os fumadores que receberam implantes dentários com parafusos de cobertura plana (27%). Este estudo concluiu que existe uma relação entre as complicações dos implantes e o tabagismo, o tipo de implante (hexágono externo ou interno) e o tempo de implantação como factores significativos. Foi encontrada uma maior incidência de complicações no grupo de fumadores, especialmente em implantes que tinham um parafuso de cobertura alto. A maioria das complicações não conduzirá ao fracasso. Os implantes imediatos falharam com menos frequência do que os implantes não imediatos. Limitar ou reduzir os hábitos tabágicos irá diminuir as complicações dos implantes dentários endósseos.

Hardt, Gröndahl, Lekholm e Wennstromal (2002)[94] analisaram as alterações do nível ósseo em implantes durante um período de 5 anos nos segmentos posteriores do maxilar em pacientes com experiência variável de perda óssea periodontal na dentição natural antes da colocação do implante. Os resultados mostraram que um total de 18 implantes foram perdidos durante os 5 anos, resultando numa taxa de insucesso global de 5,2%, a taxa de insucesso correspondente foi de 3,3% para os pacientes não perio e 8,0% para os pacientes perio. A perda óssea peri-implantar foi, em média, de 1,8 mm. Os resultados indicaram que a perda óssea longitudinal à volta dos implantes está correlacionada com a experiência anterior de perda de suporte ósseo periodontal e que os indivíduos susceptíveis à periodontite podem apresentar uma taxa de insucesso dos implantes mais elevada.

Chuang, Wei, Douglass e Dodson (2002)[93] realizaram um estudo para identificar, de uma forma estatisticamente válida e eficiente, os factores de risco associados ao insucesso dos implantes dentários. Os autores colocaram a hipótese de que existem factores que podem ser modificados pelos clínicos para melhorar os resultados. Foi utilizado um desenho de estudo de coorte retrospetivo. Os membros da coorte tinham mais do que um implante colocado. Os factores de risco foram classificados como demográficos, estado de saúde, implante, anatómicos ou específicos da prótese e variáveis reconstrutivas. A variável de resultado foi a falha do implante. A coorte era composta por 677 pacientes que tinham 2349 implantes colocados. Com base no modelo multivariado ajustado, os factores associados à falha do implante foram o consumo de tabaco, o comprimento do implante, o estadiamento, o tamanho do alvéolo e os implantes imediatos ($p < 0,05$). No cenário de observações de sobrevivência correlacionadas, recomenda-se o ajuste para a correlação das observações para fornecer resultados estatisticamente válidos e eficientes. Três dos factores identificados - utilização de tabaco, implantes imediatos e estadiamento dos implantes - podem ser potencialmente modificados para aumentar a sobrevivência dos implantes.

Moy, Medina, Shetty e Aghaloo (2005)[95] realizaram um estudo para orientar o planeamento do tratamento, analisando as taxas de insucesso dos implantes dentários para determinar os factores de risco associados. Todos os pacientes tratados consecutivamente desde janeiro de 1982 até janeiro de 2003 foram incluídos num estudo de coorte retrospetivo, tal como definido na hierarquia de provas da literatura sobre implantes dentários. Foram registados dados relativos ao sexo, idade, localização do implante, qualidade óssea, volume ósseo e historial médico. As correlações entre estes dados e a sobrevivência dos implantes foram calculadas para estabelecer rácios de risco relativo (RR). O aumento da idade foi fortemente associado ao risco de fracasso do implante (RR=2,24; P<.05). O sexo, a hipertensão, a doença arterial coronária, a doença pulmonar, a terapêutica com esteróides, a quimioterapia e o facto de não estar a fazer terapêutica de substituição hormonal ou de ser mulher na pós-menopausa não foram associados a um aumento significativo da falha do implante. O tabagismo (RR=1,56), a diabetes (RR=2,75), a radiação na cabeça e no pescoço (RR=2,73) e a terapia estrogénica pós-menopausa (RR=2,55) foram correlacionados com um aumento significativo da taxa de insucesso. Globalmente, o insucesso dos implantes foi de 8,16% na maxila e de 4,93% na mandíbula (P<.001). Os doentes com mais de 60 anos, fumadores, com antecedentes de diabetes ou de radiação na cabeça e no pescoço, pós-menopáusicos ou em terapia de substituição hormonal registaram um aumento significativo do insucesso dos implantes em comparação com os doentes saudáveis. O estudo concluiu que, em geral, o insucesso dos implantes dentários é baixo e não existem contra-indicações absolutas para a colocação de implantes. As condições que se verificou estarem correlacionadas com um risco acrescido de insucesso devem ser consideradas durante o planeamento do tratamento e incluídas no consentimento informado.

Luca e Zarb (2006)[97] realizaram um estudo para investigar retrospetivamente o efeito do tabagismo na perda óssea marginal em redor de implantes dentários endósseos, que consistiu em 767 implantes Branemark colocados em 235 pacientes entre 1979 e 1999. As alterações do nível ósseo foram determinadas utilizando radiografias periapicais efectuadas em visitas anuais de recordação durante 1 a 20 anos após a inserção da prótese. Foram utilizados testes não paramétricos e regressão linear múltipla para determinar a influência de vários factores na perda óssea peri-implantar durante o primeiro ano de carga clínica e para todos os anos subsequentes. Os resultados sugeriram que a perda óssea média anual foi de 0,178 mm ± 0,401 durante o primeiro ano de carga clínica e de 0,066 mm ± 0,227 por ano nos anos seguintes. Um historial positivo de tabagismo foi associado a uma maior taxa de perda óssea peri-implantar, e a maioria das falhas de implantes foram observadas neste grupo de pacientes. Fumar na altura da cirurgia da fase I não pareceu predispor os implantes para uma maior perda óssea marginal. Concluiu-se que o tabagismo não deve ser uma contraindicação absoluta para a terapia com implantes; em vez disso, os fumadores intensos a longo prazo devem ser informados de que correm um risco ligeiramente mais elevado de fracasso tardio dos implantes e que são susceptíveis a uma maior perda óssea marginal a longo prazo, independentemente do seu estatuto de fumador no momento da colocação do implante.

Montes, Pereira, Thome , Alves, Acedo e Souza et al(2007)[98] realizaram um estudo para identificar fatores relacionados ou determinantes da perda de implantes dentários em pacientes do Instituto Latino Americano de Pesquisas Odontológicas, Curitiba, PR, Brasil. Foi realizada análise retrospetiva de 3578 prontuários de pacientes que tiveram implantes colocados neste instituto no período de 1996 a 2006. Além dos prontuários, foram analisadas radiografias panorâmicas e periapicais. Dos 3578 indivíduos tratados com implantes, as falhas ocorreram em 126 (3,5%) pacientes (idade média 52,2±10,6 anos). Os homens perderam mais implantes (4,5%) do que as mulheres (3,1%) (P = 0,05). A maioria das falhas ocorreu antes da carga (88,2%). A falha foi mais frequente quando o implante foi instalado na mandíbula posterior (58,5%). Foram avaliadas as principais causas detectáveis de perda de implantes. A maioria das perdas de implantes (75%) não teve uma causa clínica aparente. As causas identificadas foram 17,5% de iatrogenia (técnica cirúrgica, contaminação e/ou traumatismo oclusal), má qualidade e quantidade óssea (3%), peri-implantite (1%) e 3,5% de dados omissos. Os resultados obtidos neste estudo sugerem que os factores do hospedeiro podem estar a contribuir para o insucesso dos implantes.

Machtei, Mahler, Barak, Zuabi e Horwitz (2008)[74] efectuaram um estudo para avaliar a taxa de sobrevivência de implantes dentários em locais de implantes anteriormente falhados. Além disso, foram também explorados os factores que podem afetar o resultado destes procedimentos de reimplantação. Foram incluídos pacientes que tinham implantes dentários falhados e que foram substituídos pelo mesmo tipo de implante no mesmo local. Foram recolhidos dados sobre os implantes falhados. Os mesmos parâmetros, juntamente com o intervalo entre a remoção e a reimplantação, foram recolhidos para o segundo conjunto de implantes. Foram utilizadas estatísticas descritivas para descrever os doentes e os implantes. A análise da tabela de vida destes implantes foi tabulada para ambos os conjuntos de implantes. Foi avaliado o efeito de factores sistémicos, ambientais e locais na sobrevivência dos implantes dentários refeitos. Cinquenta e seis pacientes com um total de 79 implantes refeitos foram incluídos neste estudo. Os implantes foram seguidos durante 7-78 meses (média de 29,9+/-2). Treze implantes falharam, o que resultou numa taxa de sobrevivência global de 83,5%. Os implantes bem sucedidos tinham um diâmetro maior (4,05+/-0,52 mm) do que os implantes falhados (3,72+/-0,56 mm); no entanto, estas diferenças foram apenas marginais (P=0,06). Por outro lado, os hábitos tabágicos, o comprimento e a localização dos implantes, o modo de colocação e a exposição espontânea não tiveram um efeito significativo no resultado deste procedimento. O estudo concluiu que a reimplantação de implantes dentários tem uma taxa de sobrevivência inferior em comparação com relatórios anteriores para implantes em locais pristinos. Estes resultados não foram associados à maioria dos factores relacionados com o implante e/ou com o paciente. Assim, um possível efeito negativo associado ao local específico do implante poderá explicar este fenómeno.

Schwartz em 2008[85] afirmou que a mandíbula anterior apresentava a menor taxa de insucesso. Nos dentes posteriores, a implantação foi limitada pelo seio maxilar ou canal alveolar inferior, relação coroa/implante desfavorável, maior força oclusal do que os dentes anteriores, por isso tiveram uma desvantagem mecânica. Foram encontrados resultados semelhantes aos relatados por Smith RA 1992137 A taxa de sobrevivência na mandíbula (95,15%) foi superior à da maxila (94,04%). O presente estudo mostrou que a taxa de insucesso foi maior nos dentes posteriores da maxila (6,27%), nos dentes anteriores da mandíbula (6,06%), nos dentes anteriores da maxila (5,63%) e nos dentes posteriores da mandíbula (3,65%), pela ordem.

A maxila posterior é uma área desafiante para a implantologia dentária. Devido à pneumatização progressiva do seio maxilar, a perda óssea é geralmente elevada nesta área. A fraca densidade óssea no maxilar posterior pode afetar a estabilidade primária dos implantes devido ao contacto insuficiente entre o implante e o osso. Jaffin199199 relatou uma taxa de insucesso global de 35% em osso de qualidade Tipo IV. A taxa de insucesso aumentou para 44% no maxilar do tipo IV. Drago CJ183 registou uma taxa de sucesso de 71,4% na maxila posterior. Bahat1993184 registou uma taxa de sobrevivência de 95,2% 5 a 70 meses após a carga. A taxa de insucesso no osso do tipo IV foi apenas ligeiramente superior à do osso dos tipos II e III (5,5% versus 4,6%).

Uma das complicações mais graves é a alteração da sensibilidade após a colocação de implantes na parte posterior da mandíbula. A prevalência desta complicação foi registada em 13%. Isto pode ocorrer como resultado de lesão do nervo alveolar inferior (NIA) ou do nervo lingual devido a injecções traumáticas de anestésico local ou, mais importante, durante a osteotomia ou colocação de implantes dentários. Um canal IAN bífido foi relatado como ocorrendo muito raramente.

Corinaldesi, Pieri e Sapigni (2009)[75] realizaram um estudo para avaliar a sobrevivência e a taxa de sucesso de 56 implantes colocados consecutivamente em rebordos alveolares após um procedimento de aumento de uma ou duas fases, utilizando osso autógeno e micromachos de titânio. Este estudo incluiu 24 pacientes consecutivos tratados com 27 micromeshes e ossos particulados mandibulares. Em 13 pacientes, foram colocados 20 implantes aquando do procedimento reconstrutivo. Nos restantes 11 pacientes, 36 implantes foram colocados numa segunda cirurgia 8 a 9 meses após o enxerto. Os dados de acompanhamento (sobrevivência do implante, taxa de sucesso, reabsorção óssea marginal) foram recolhidos após 3 a 8 anos de carga protética. Quatro das 27 micromesuras (taxa de complicações, 14,8%) foram expostas prematuramente e foram removidas antes do tempo previsto. O aumento ósseo vertical médio obtido foi de 5,4 ± 1,81 mm para os implantes colocados em procedimentos simultâneos e de 4,5 ± 1,16 mm em procedimentos tardios. Nenhum dos 56 implantes foi perdido durante o período de observação (taxa de sobrevivência cumulativa dos implantes, 100%). A análise radiográfica mostrou níveis estáveis de osso marginal, com uma reabsorção óssea média de 1,58±0,48mm após 3 a 8 anos. Apenas dois implantes demonstraram um aumento da perda óssea (3,12 e 3,37 mm) durante o período de acompanhamento, enquanto os restantes 54 implantes foram considerados clinicamente bem sucedidos, resultando numa taxa de sucesso cumulativa de 96,4%. O estudo concluiu que a colocação de implantes em rebordos aumentados utilizando micromachos e osso autogéneo proporcionou taxas de sobrevivência e sucesso satisfatórias a longo prazo, com uma reabsorção óssea mínima.

Atammi, Topal e Manal (2009)[77] realizaram um estudo para avaliar a sobrevivência do implante padrão e a perda óssea marginal na maxila posterior num procedimento de 2 fases com base num estudo retrospetivo que relatava implantes com um tempo médio de acompanhamento de 1-10 anos de carga funcional. Foram identificados a partir de uma pesquisa de materiais de arquivo com mais de 10 anos. A amostra foi composta por 126 pacientes (72 do sexo feminino e 54 do sexo masculino, com uma média de idades de 55 anos) reabilitados com 536 implantes padrão na maxila posterior entre 1999 e 2008. Os critérios de inclusão foram pacientes em bom estado de saúde geral, com altura óssea residual >10mm no maxilar posterior e que tinham sido reabilitados com um a quatro implantes. A cirurgia de segunda fase foi efectuada numa média de 4,3 meses após a implantação. O sucesso dos implantes foi definido de acordo com os critérios de Albrektsson et al. Foi analisada não só a taxa de sobrevivência global, mas também a perda óssea da crista 1 a 10 anos após a carga. A perda óssea foi medida em radiografias panorâmicas na mesial e distal de cada implante e o maior valor foi selecionado como perda óssea. Foi avaliada a influência das caraterísticas dos implantes (tipo, comprimento, diâmetro e revestimento) nas taxas de insucesso e complicações dos implantes. A satisfação do paciente com a prótese também foi avaliada. A taxa de sobrevivência cumulativa total a 10 anos foi de 94% (32 implantes foram perdidos). A perda óssea média à volta dos implantes na maxila posterior após 1 a 10 anos de carga foi de 1,8 mm. Todas as próteses dos implantes sobreviventes estavam estáveis no final do período de observação. Os pacientes ficaram satisfeitos com a estabilidade confortável, a estética e a funcionalidade da prótese. As indicações disponíveis sugerem que os implantes colocados em locais imaculados beneficiam das elevadas taxas de sobrevivência a longo prazo dos implantes dentários.

Tabanella, Nowzari e Slots (2009)[99] realizaram um estudo para identificar as caraterísticas clínicas, radiográficas e bacterianas dos locais de doença peri-implantar. Quinze pacientes com implantes bilaterais (Branemark, Nobel Biocare AB, Goteborg, Suécia; e 3 sistemas de implantes, Implant Innovations Inc., Palm Beach Gardens, FL, EUA) participaram3 no estudo. Os locais com tecidos peri-implantares (perda óssea radiográfica para além da terceira rosca do implante) e tecidos saudáveis peri-implantares (nível ósseo radiográfico acima da primeira rosca do implante) foram identificados em radiografias periapicais utilizando uma técnica de projeção paralela de cone longo. A identificação microbiológica foi efectuada utilizando técnicas de cultura anaeróbica estabelecidas. Foi apresentada uma estatística descritiva baseada em médias e desvios-padrão. Os resultados mostraram que a perda óssea peri-implantar estava associada à ausência de lâmina dura crestal radiográfica, à profundidade da bolsa peri-implantar, à dor à mastigação e à presença submucosa dos periodontopatógenos putativos Tannerella forsythia, Campylobacter species e Peptostreptococcus micros. A dor foi associada a Peptosteptococcus micros, espécies de Fusobacterium e espécies de Eubacterium. Concluiu-se que a ausência de lâmina dura crestal radiográfica e a presença de suspeita dos principais agentes patogénicos periodontais parecem estar associadas à peri-implantite.

Simonis, Dufour e Tenenbaum (2010)[78] efectuaram um estudo para avaliar os resultados a longo prazo dos implantes dentários, utilizando a sobrevivência e o sucesso dos implantes como variáveis de resultado. Dos 76 pacientes que receberam 162 implantes do Sistema de Implantes Dentários Straumann durante os anos 1990-1997, 55 pacientes com 131 implantes foram chamados 10-16 anos após a colocação do implante para um exame clínico e radiográfico completo, seguido de um questionário que examinou o grau de satisfação. A incidência de complicações biológicas e técnicas foi cuidadosamente analisada para cada implante. O sucesso foi definido como estando livre de todas estas complicações durante todo o período de observação. Os factores associados relacionados com as lesões peri-implantares foram analisados para cada implante. A taxa de sobrevivência cumulativa dos implantes a longo prazo, até 16 anos, foi de 82,94%. A prevalência de complicações biológicas foi de 16,94% e a prevalência de complicações técnicas foi de 31,09%. A taxa de complicações cumulativas após um período de observação de 10-16 anos foi de 48,03%. A maioria das perdas de implantes e das complicações biológicas concentrou-se num número relativamente pequeno de pacientes. O estudo concluiu que, apesar de uma taxa de sobrevivência a longo prazo relativamente elevada, as complicações biológicas e técnicas eram frequentes. Os pacientes com historial de periodontite podem ter taxas de sobrevivência de implantes mais baixas do que os pacientes sem historial de periodontite e eram mais propensos a complicações biológicas, como a mucosite peri-implantar e a peri-implantite.

Jang, Kang, Lee, Lee e Park(2011)[80] realizaram um estudo retrospetivo para analisar a relação entre os factores locais e a taxa de sobrevivência de implantes dentários instalados e restaurados no centro dentário do Seoul Veterans Hospital durante 10 anos, de janeiro de 2000 a dezembro de 2009, recebendo implantes dentários do tipo parafuso com forma de raiz. Foram colocados 6385 implantes em 3755 pacientes. E quando a relação é descoberta, pode ser útil para prever o prognóstico dos implantes dentários. Os seguintes dados foram recolhidos dos registos dentários e radiografias, idade do paciente, género, tipo e superfície do implante, comprimento, diâmetro, localização da colocação do implante, qualidade óssea, tipo de prótese. Foram analisadas as correlações entre estes dados e a taxa de sobrevivência. A análise estatística foi efectuada com recurso à análise de Kaplan-Meier, teste do Qui-quadrado e odds ratio. Os resultados sugerem que, no total, foram colocados 6385 implantes em 3755 pacientes (3120 homens, 635 mulheres; idade média de 65 ± 10,58 anos). 108 implantes falharam e a taxa de sobrevivência cumulativa foi de 96,33%. Registaram-se diferenças significativas em relação à idade, tipo e superfície do implante, comprimento, localização e tipo de prótese (P<.05). Não foram encontradas diferenças significativas em relação aos seguintes factores: sexo, diâmetro e qualidade óssea (P>.05). Concluiu-se que os factores relacionados como a idade, o tipo de implante, o comprimento, a localização e o tipo de prótese tiveram um efeito significativo na sobrevivência do implante.

Roccuzzo, Angelis, Bonino e Aglietta(2010)[76] efectuaram um estudo para comparar os resultados a longo prazo de implantes colocados em pacientes tratados para periodontite, pacientes periodontalmente comprometidos (PCP) e em pacientes periodontalmente saudáveis (PHP) em relação à adesão à terapia periodontal de suporte (SPT). Cento e doze pacientes parcialmente edêntulos foram consecutivamente inscritos numa clínica privada especializada e divididos em três grupos de acordo com a sua condição periodontal inicial: PHP, PCP moderado e PCP severo. O tratamento periodontal e de implantes foi efectuado conforme necessário. Foram instalados parafusos sólidos (S), parafusos ocos (HS) e cilindros ocos (HC) para suportar as próteses fixas, após a conclusão bem sucedida da terapia periodontal inicial (índice de placa bacteriana na boca inteira <25% e índice de hemorragia na boca inteira <25%). No final do tratamento, foi pedido aos pacientes que seguissem um programa individualizado de SPT. Aos 10 anos, as medidas clínicas e as alterações ósseas radiográficas foram registadas por dois operadores calibrados, sem conhecimento da classificação inicial do paciente. O resultado mostrou que 11 pacientes foram perdidos no seguimento. Durante o período de observação, 18 implantes foram removidos devido a complicações biológicas. A taxa de sobrevivência dos implantes foi de 96,6%, 92,8% e 90% para todos os implantes e 98%, 94,2% e 90% para os implantes em S apenas, respetivamente, para PHP, PCP moderada e PCP grave. A perda óssea média foi de

0,75 (±0,88) mm na PHP, 1,14 (±1,11)mm na PCP moderada e 0,98 (±1,22)mm na PCP severa, sem qualquer diferença estatisticamente significativa. A percentagem de locais, com perda óssea >3mm, foi, respetivamente, de 4,7% para a PSP, 11,2% para a PCP moderada e 15,1% para a PCP severa, com uma diferença estatisticamente significativa entre a PSP e a PCP severa (P<0,05). A falta de adesão ao SPT foi correlacionada com uma maior incidência de perda óssea e perda de implantes. O estudo concluiu que os pacientes com história de periodontite apresentaram uma menor taxa de sobrevivência e um número estatisticamente significativo de locais com perda óssea peri-implantar. Para além disso, verificou-se que os PCP, que não aderiram completamente ao SPT, apresentavam uma maior taxa de insucesso dos implantes. Este facto sublinha o valor do SPT na melhoria dos resultados a longo prazo

Krennmair, Seemann, Schmidinger, Ewers e Piehslinger (2010)[79] avaliaram a sobrevivência a longo prazo e as taxas de sucesso de implantes tipo parafuso em forma de raiz (Camlog) de vários diâmetros e as suas reconstruções implanto-protéticas durante mais de 5 anos de utilização clínica. Os resultados mostraram que as taxas de sobrevivência e sucesso cumulativas globais a 5 anos foram de 98,3% e 97,3%, respetivamente. Foi observada uma taxa de insucesso de 3,7% para os implantes de 3,8 mm de diâmetro, 1,4% para os implantes de 4,3 mm e 1,0% para os implantes de diâmetro largo (5,0/6,0 mm), respetivamente. Assim, os implantes com forma de raiz e as construções protéticas associadas apresentaram excelentes taxas de sobrevivência e sucesso.

Swierkot, Lottholz, Jacoby e Mengel(2012)[81] efectuaram um estudo para comparar a prevalência de mucosite, periimplantite, sucesso do implante e sobrevivência do implante em pacientes parcialmente edêntulos com doença periodontal agressiva generalizada com a de pacientes periodontalmente saudáveis. O estudo consistiu em 35 pacientes (faixa etária, 27-56 anos) com periodontite agressiva generalizada que receberam um total de 149 implantes endósseos para substituir dentes perdidos devido a doença periodontal e 18 pacientes periodontalmente saudáveis (faixa etária, 25-57 anos) que receberam um total de 30 implantes endósseos para substituir dentes perdidos devido a traumatismo ou aplasia. Os autores examinaram todos os pacientes no início antes da colocação do implante e em intervalos de três meses durante um período de 5 a 16 anos. Em cada consulta, os pacientes receberam instruções de higiene oral, polimento dentário e destartarização e planeamento radicular em locais com profundidade de bolsa superior a 4 milímetros e hemorragia à sondagem. Os autores obtiveram medidas clínicas periodontais em cada consulta de revisão e radiografias um, três, cinco, 10 e 15 anos após a conclusão da superestrutura do implante. Consideraram que os implantes eram bem sucedidos se não apresentassem mobilidade, não estivessem associados a dor ou desconforto, estivessem associados a uma profundidade de bolsa de 5 milímetros ou menos sem sangramento à sondagem, não apresentassem radiolucência radiográfica contínua e estivessem associados a uma perda óssea peri-implantar anual de 0,2 mm ou menos após a inserção da superestrutura do implante. O estudo concluiu que 6 dos 149 implantes em pacientes com periodontite agressiva generalizada foram perdidos (taxa de sobrevivência de 96%) e que nenhum implante foi perdido em pacientes periodontalmente saudáveis (taxa de sobrevivência de 100%). Aplicando os critérios de sucesso dos implantes utilizados neste estudo, a taxa de sucesso dos implantes foi de 33% nos doentes com periodontite agressiva generalizada e de 50% nos doentes periodontalmente saudáveis. Os doentes com periodontite agressiva generalizada apresentavam um risco de fracasso dos implantes cerca de cinco vezes superior, um risco de mucosite três vezes superior e um risco de implantite cerca de 14 vezes superior ao dos doentes periodontalmente saudáveis.

0Argueta, Figueiredo, Castellon, e Escoda(2011)[89] realizaram um estudo para identificar o risco de complicações (por exemplo, perda de implantes, infeção, peri-implantite e mucosite) num grupo de pacientes tratados com implantes osseo-integrados e para avaliar o efeito do tabagismo neste risco. Foi realizado um estudo de coorte retrospetivo de pacientes tratados na Unidade de Implantologia da Faculdade de Medicina Dentária da Universidade de Barcelona. Todos os pacientes já tinham sido submetidos a tratamento protético, e o tempo mínimo de seguimento após a cirurgia de implantes foi de 6 meses. Um total de 295 pacientes preencheram os critérios de inclusão, dos quais 56,9% eram mulheres e 43,1% eram homens. Receberam um total de 1.033 implantes. Registaram-se 209 complicações (32 casos de perda de implantes, 2 casos de infeção, 70 casos de peri-implantite e 105 casos de mucosite). O hábito de fumar foi associado a um risco acrescido de complicações (P = 0,008). O estudo concluiu que os fumadores tinham um risco acrescido de complicações, incluindo infeção, perda de implantes, mucosite e peri-implantite, em comparação com os pacientes não fumadores.

Store, Heyden e Walaas (2011)[32] efectuaram um estudo para investigar o osso mandibular irradiado e a estabilidade e osseointegração de implantes em tecidos comprometidos, uma vez que a cicatrização óssea é prejudicada após a irradiação e a cirurgia de implantes em mandíbulas irradiadas está associada a uma menor sobrevivência dos implantes em comparação com o osso normal. 31 pacientes irradiados devido a cancro da cabeça e do pescoço receberam 125 implantes, um estágio com pilares de cicatrização instalados como parte da sua reabilitação oral. Foram recolhidas biópsias ósseas de 12 mandíbulas como parte da operação do implante. Todos os pacientes receberam oxigenoterapia hiperbárica adjuvante no pré e pós-operatório. A estabilidade do implante foi medida durante a operação utilizando um dispositivo de frequência de ressonância. Todas as biópsias ósseas revelaram lesões tecidulares por radiação com necrose focal e fibrose. Dezasseis implantes (12,8%) foram perdidos numa fase inicial (média de 3 meses de pós-operatório), apesar da boa estabilidade inicial. Dezasseis pacientes com 63 implantes foram seguidos no pós-operatório durante mais 20 semanas. Foram observados problemas nos tecidos moles com cicatrização prolongada à volta dos implantes em 12 pacientes, dois dos quais desenvolveram osteoradionecrose. O estudo concluiu que a cirurgia de implantes em mandíbulas irradiadas com má qualidade óssea é viável, mas está associada a um aumento de complicações nos tecidos moles e perdas de implantes. O risco de tais complicações é, no entanto, ultrapassado pelos benefícios dos implantes para melhorar o resultado da reabilitação oral de pacientes com cancro da cabeça e pescoço. A dispersão dos valores ISQ torna a perda de implantes em mandíbulas irradiadas difícil de prever apenas com base na análise da frequência de ressonância.

Montero , López-Valverde e Diego(2012)[84] realizaram um estudo para analisar os factores de risco associados à sobrevivência de implantes auto-roscantes colocados com a técnica de expansão do rebordo utilizando osteótomos auto-roscantes após pelo menos 24 meses. Este estudo retrospetivo seguiu pacientes durante pelo menos 2 anos, nos quais foram colocados implantes através da técnica de expansão do rebordo. O paciente foi considerado como a unidade de análise, e a perda de qualquer implante devido à mobilidade em qualquer altura durante o período de acompanhamento foi considerada como um fracasso. Foram registadas diversas variáveis do paciente: sociodemográficas (idade/sexo), anatómicas (quantidade/qualidade óssea, zona de expansão), história de infeção (antibioterapia prévia para infeção ativa), protéticas (tipo de prótese provisória e tipo de reabilitação definitiva) e cirúrgicas (número de etapas cirúrgicas, utilização de biomateriais ou elevação atraumática do seio maxilar). Os factores de risco foram expressos em valores de risco relativo (RR) e odds ratio. Setenta e quatro pacientes (157 implantes) foram seguidos durante um período médio de 38,8 ± 7,7 meses. A maioria dos pacientes (91,9%) não perdeu nenhum implante, e as falhas ocorreram principalmente após a carga do implante (5,4%). Os factores sociodemográficos (sexo e idade) não foram associados a um risco significativo de insucesso dos implantes. No entanto, a existência de infeção local prévia (RR = 34,0), a utilização de prótese provisória fixa imediata (RR = 15,0) e o osso tipo D3 (RR = 5,1) foram considerados os principais factores de risco desta técnica no período avaliado. Os resultados mostraram que setenta e quatro pacientes (157 implantes) foram acompanhados durante um período médio de 38,8 ± 7,7 meses. A maioria dos pacientes (91,9%) não perdeu nenhum implante, e as falhas ocorreram principalmente após a carga dos implantes (5,4%). Os factores sociodemográficos (sexo e idade) não foram associados a um risco significativo de insucesso dos implantes. No entanto, a existência de infeção local prévia (RR = 34,0), a utilização de prótese provisória fixa imediata (RR = 15,0) e o osso tipo D3 (RR = 5,1) foram considerados os principais factores de risco desta técnica para o período avaliado. Concluiu-se que o risco de insucesso na colocação de implantes com osteótomos autoperfurantes é maior nos pacientes com infeção local ativa; a provisionalização imediata e o osso menos denso também foram associados a um risco adicional de insucesso.

Smith, Berger e Dodson(2012)[85] efectuaram um estudo em 104 pacientes consecutivos tratados com 313 implantes Nobelpharma para determinar os riscos médicos associados aos implantes dentários. A idade média era de 52,8 (DP=1,6) anos e 62,5% da amostra era do sexo feminino. Setenta e seis por cento da amostra referiu ter um ou menos problemas médicos e 90,4% dos pacientes tinham uma pontuação ASA inferior a 2. O número médio de implantes colocados foi de 3,0 (DP=1,6). Dezanove pacientes (18,3%) tinham implantes colocados na maxila, 80 pacientes (76,9%) tinham implantes colocados na mandíbula e 5 pacientes (4,8%) tinham implantes colocados tanto na maxila como na mandíbula. Foram colocados 59 (18,8%) implantes na maxila e 254 (81,2) implantes na mandíbula. Noventa e nove dos 104 pacientes receberam uma prótese suportada por implantes com carga até 4 anos. Dos cinco pacientes que não receberam a prótese planeada, um paciente não regressou para a conclusão, um paciente mudou-se, um paciente ainda está em tratamento devido à reabsorção grave de um enxerto ósseo e dois pacientes tiveram uma falha do implante. Destes dois últimos doentes, ambos tinham implantes colocados em maxilares atróficos, um dos quais tinha sido objeto de enxerto ósseo. Não se verificou um aumento da taxa de insucesso dos implantes ou um aumento da morbilidade perioperatória em pacientes com um estado clínico comprometido. A idade, o sexo e a utilização concomitante de agentes hipoglicémicos, hormonas femininas suplementares ou esteróides também não se correlacionaram com o aumento da falha do implante ou da morbilidade perioperatória. Os procedimentos de colocação de implantes utilizando uma variedade de agentes de controlo da dor/ansiedade não revelaram qualquer aumento nas complicações relacionadas com a anestesia. No entanto, o número de implantes colocados por paciente correlacionou-se com a falha do implante. O estudo concluiu que a cirurgia de implantes e a anestesia necessária parecem ser procedimentos seguros, mesmo em pacientes clinicamente comprometidos.

Kaluderovi, Schreckenbachb e Graf(2014)[73] realizaram um estudo para análise da sobrevivência de implantes num consultório dentário durante um período de 10 anos. O estudo incluiu 463 pacientes (271 do sexo feminino com 674 implantes e 192 do sexo masculino com 535 implantes) que receberam um total de 1209 implantes durante o período de 1 de junho de 1992 a 30 de junho de 2002. A taxa de sobrevivência foi determinada utilizando o método Kaplan-Meier. A análise inclui a influência do tipo de implante, do local do implante, da classe de indicação, do ambiente cirúrgico, do tipo de construção protética e da combinação de implantes e dentes. Em relação aos implantes, a probabilidade de sobrevivência após dez anos foi de 88%, enquanto que em relação aos pacientes a taxa de sobrevivência foi de 81%. A inserção do implante foi o ponto de partida para a ocorrência de complicações. O resultado mostrou, no entanto, que o local do implante e os métodos de aumento não reduziram a taxa de sucesso, e não houve diferença entre a maxila e a mandíbula, mas sim em relação ao desenho da construção protética.

Ayesha Hanifl, Saima Qureshi et al. 2019[101] Quando um dente é perdido, um indivíduo pode procurar a sua substituição para que a sua função e estética possam ser restauradas. A prótese clínica, durante a última década, melhorou e desenvolveu-se significativamente de acordo com os avanços da ciência e as exigências e necessidades dos pacientes. As opções convencionais em prótese dentária para substituir um único dente em falta incluem a prótese parcial amovível, pontes de cobertura parcial e total e pontes de resina. Uma alternativa atractiva às próteses convencionais

e as pontes tornaram-se disponíveis com a introdução dos implantes na indústria dentária. Atualmente, tanto os implantes de coroa única como as próteses parciais fixas suportadas por implantes (FPD) são as opções disponíveis. A base dos implantes dentários é a osseointegração, em que os osteoblastos crescem e se integram diretamente na superfície de titânio dos implantes colocados cirurgicamente no interior do osso alveolar. Os implantes dentários ganharam grande popularidade ao longo dos anos, uma vez que são capazes de restaurar a função quase normal, tanto em arcadas parcial como completamente desdentadas. **O implante dentário** é um acessório artificial de titânio (semelhante aos utilizados em ortopedia) que é colocado cirurgicamente no osso maxilar para substituir um dente em falta e as suas raízes.[23]

O objetivo da implantologia moderna já não é representado apenas por uma integração óssea bem sucedida. Para que se possa afirmar que o sucesso é garantido, as restaurações definitivas devem devolver ao paciente o contorno, a função, a estética, a fala e a saúde normais. O sucesso clínico da terapia com implantes em pacientes edêntulos e parcialmente edêntulos está bem documentado[24] e muitos clínicos apercebem-se dos benefícios da adoção da terapia com implantes nas suas práticas. A terapia com implantes oferece muitas vantagens em relação às opções de tratamento convencionais fixas ou amovíveis e, em muitos casos, é o tratamento de eleição. Para obter resultados estéticos óptimos com próteses parciais fixas, é necessária uma redução significativa da quantidade de estrutura dentária, predispondo ocasionalmente a sequelas endodônticas, periodontais e estruturais.

CRITÉRIOS PARA O SUCESSO DO IMPLANTE

I. CRITÉRIOS PARA O SUCESSO DO IMPLANTE

O profissional individual e as agências de certificação são confrontados com uma série de escolhas muito diversificadas para determinar quais os sistemas de implantes que oferecem um prognóstico adequado que justifique a sua aceitação para utilização clínica. Para fazer estas selecções críticas, é essencial um conjunto de critérios de sucesso baseados em investigações científicas. É necessário ter em consideração a avaliação dos seguintes critérios:[25]

1. De acordo com Smith e Zarb em 1989[25]

a. Durabilidade

b. Perda óssea

c. Saúde gengival

d. Profundidade do bolso

e. Efeito nos dentes adjacentes

f. Função

g. Estética

h. Presença de infeção, desconforto, parestesia ou anestesia

i. Intrusão no canal mandibular

j. Atitude emocional e psicológica e satisfação do paciente.

2. De acordo com Schnitman e Schulmanin 1989[25]

a. Mobilidade inferior a 1 mm em qualquer direção.

b. A radiolucência observada radiologicamente foi classificada, mas não foi definido um critério de sucesso.

c. Perda óssea não superior a um terço da altura vertical do osso.

d. Inflamação gengival passível de tratamento.

e. Serviço funcional durante 5 anos em 75% dos doentes.

3. De acordo com Chainin, Silver Branch, Sher e Salterin 1989[25]

a. Em vigor há 60 meses ou mais.

b. Ausência de evidência significativa de saucerização cervical nas radiografias.

c. Ausência de hemorragia de acordo com o índice de Muhelman.

d. Falta de mobilidade.

e. Ausência de dor e sensibilidade.

f. Sem granulomatose peri-cervical ou hiperplasia gengival.

g. Não há evidência de alargamento do espaço peri-implantar na radiografia.

4. De acordo com Mckinney, Koth, e Steflikin 1989[25]

a) Critérios subjectivos

1. Função adequada.
2. Ausência de desconforto.
3. O paciente acredita que a estética, a atitude emocional e psicológica são melhoradas.

b) Critérios objectivos

Bom equilíbrio oclusal e dimensão vertical.

1. Perda óssea não superior a um terço da altura vertical do implante, ausência de sintomas e funcionalmente estável após 5 anos.
2. Inflamação gengival vulnerável ao tratamento.
3. Mobilidade inferior a 1 mm vestibularmente, mesiodistalmente e verticalmente.
4. Ausência de sintomas e de infeção associada ao implante dentário.
5. Ausência de danos no dente ou dentes adjacentes e nas suas estruturas de suporte.
6. Ausência de parestesia ou violação do canal mandibular, do seio maxilar ou do pavimento da passagem nasal.
7. Tecido colagénico saudável sem infiltração de polimorfonucleares.

CRITÉRIOS REVISTOS PARA O SUCESSO DO IMPLANTE

II. CRITÉRIOS REVISTOS PARA O SUCESSO DO IMPLANTE

1. **De acordo com Alberktson, Zarb, Washington e Ericksonin 1989**[25]

   a. Implante individual não fixado que é imóvel quando testado clinicamente.

   b. Radiografia que não demonstra evidência de radiolucência peri-implantar.

   c. Perda óssea inferior a 0,2 mm por ano após o primeiro ano de serviço do implante.

   d. Desempenho individual do implante que se caracteriza pela ausência de sinais e sintomas persistentes e/ou irreversíveis de dor, infecções, necropatias, parestesias ou violação do canal mandibular.

No que respeita aos critérios mencionados, uma taxa de sucesso de 85% no final de um período de observação de 5 anos e de 80% no final de um período de observação de 10 anos constitui um critério mínimo de sucesso.

COMPLICAÇÕES DE IMPLANTES (Figura 1)[2]

As complicações podem indicar um risco acrescido de insucesso, mas são de importância temporária ou passíveis de tratamento

CLASSIFICAÇÃO DAS COMPLICAÇÕES DE IMPLANTES POR DIFERENTES AUTORES

CLASSIFICAÇÕES

Seguem-se as classificações dadas por diferentes autores:

1. **Hobo et al**[26]

2. **Su-Gwan Kim Complicação**[27]

3. **M Angles Sanchez Garces et al complicação**[49]

4. **Annibali et al**[40]

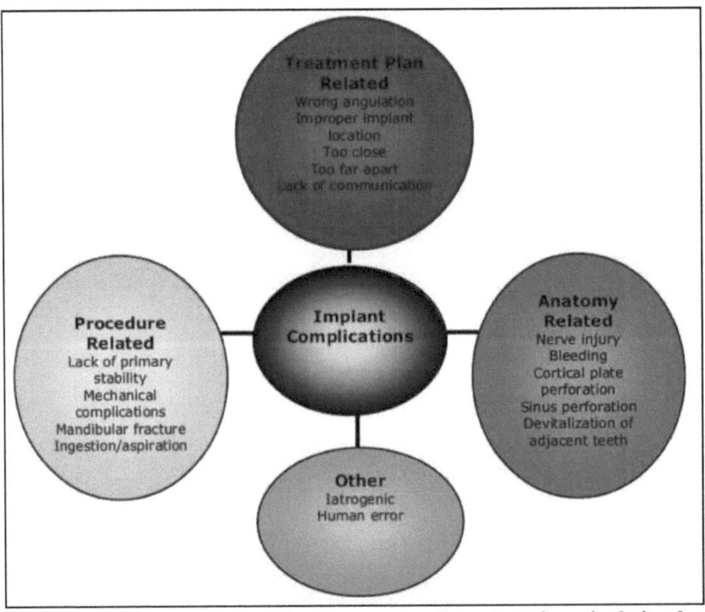

Figura 1: Esboço de complicações comuns durante a cirurgia de implantes

1. Hobo et al[26] enumeraram as várias complicações que ocorrem nos implantes da seguinte forma:

[Quadro 1]

Tabela 1[26] **Várias complicações que ocorrem na colocação de implantes**

1. Perda de ancoragem óssea a) Perfuração mucoperiosteal b) Traumatismo cirúrgico	(Complicações na cirurgia do estádio I) a. Lesão do nervo mental b. Penetração num seio, cavidade nasal ou através do bordo inferior da mandíbula. c. Excesso de rebaixamento b) Exposição da linha c) Brocas excêntricas, machos d) Descascamento do fio e) Fratura da mandíbula f) Equimoses, mais comuns em doentes mais velhos. g) Deiscência da ferida h) Abcesso do espaço facial submental, submandibular, angina de Ludwig i) Abcesso de sutura
2. Problemas gengivais a. Gengivite proliferativa b. Formação de fístulas	(Complicações na cirurgia do estádio II) a) Má seleção da altura do aparelho b) A colocação incorrecta do dispositivo de fixação a mais de 35° não pode ser utilizada em termos protéticos c) Porca sextavada danificada na parte superior do aparelho.

	f) Carga precoce das próteses g) Padrão de fluxo de ar deficiente com design de "água alta" h) Aspiração de instrumentos i) Exposição da linha j) Fracturas de fixação k) Excesso de reabsorção óssea l) Formação de placa/cálculo, problema periodontal m) Má seleção da altura do pilar.
3. Complicações mecânicas a) Espaço insuficiente por baixo os parafusos do pilar completo	(Complicações protéticas) a) Prótese fixada ao osso b) Os pilares penetram na mucosa alveolar (tecido não aderente). c) Fracturas de parafusos: parafusos de ouro ou de pilar. d) Fratura em acrílico ou porcelana e) Falhas de fixação posterior no maxilar.

2. De acordo com Su-Gwan Kim, as complicações associadas à cirurgia de implantes foram classificadas como[27]

1. Hemorragia

A artéria sublingual (2 mm de diâmetro médio) origina-se da artéria lingual e encontra-se coronal ao músculo milo-hióideo.[28] Na área canina, os vasos estão localizados mais próximos da placa lingual e da crista alveolar do que em áreas mais posteriores. [29]A hemorragia intra-óssea não é um evento grave, e o controlo da hemorragia pode ser assegurado através da compressão da área.[30] A hemorragia grave pode ocorrer devido a um traumatismo arterial. A pressão mecânica exercida pelos hematomas em expansão desloca a língua e o pavimento da boca, tanto superior como posteriormente[31] , o que pode resultar numa obstrução aguda das vias respiratórias com risco de vida, o que pode exigir uma entubação ou uma traqueostomia de emergência. [30]

(**Figura 2**)

Gestão: -

Uma vez controlada a via aérea, são envidados esforços para a resolução definitiva da hemorragia.[31] As hemorragias podem ser controladas por tamponamento com gaze, aplicação de agentes hemostáticos, cauterização ou compressão digital. Se uma hemorragia não puder ser controlada por estes métodos, deve ser efectuada a ligadura do vaso sangrante. A angiografia endovascular é uma ferramenta diagnóstica alternativa que pode superar tentativas infrutíferas de definir e isolar a fonte do sangramento.[31] **(Figura 3**) Incisões na mucosa para aliviar o hematoma devem ser evitadas, pois podem promover mais sangramento. A remoção de um implante já inserido também seria ineficaz

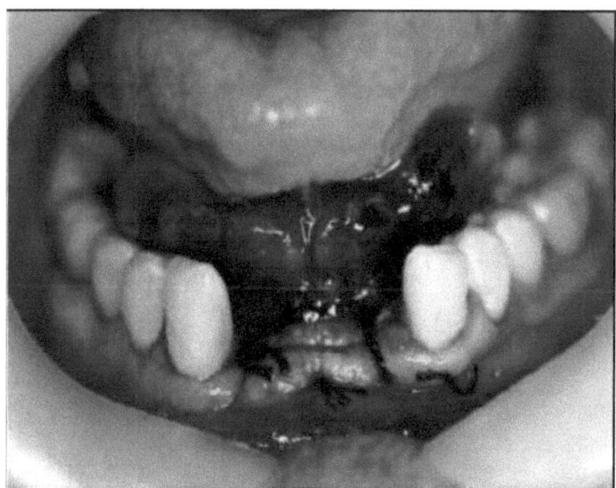

Figura 2[30] : Um hematoma grave no pavimento anterior da boca após o implante colocação na mandíbula anterior

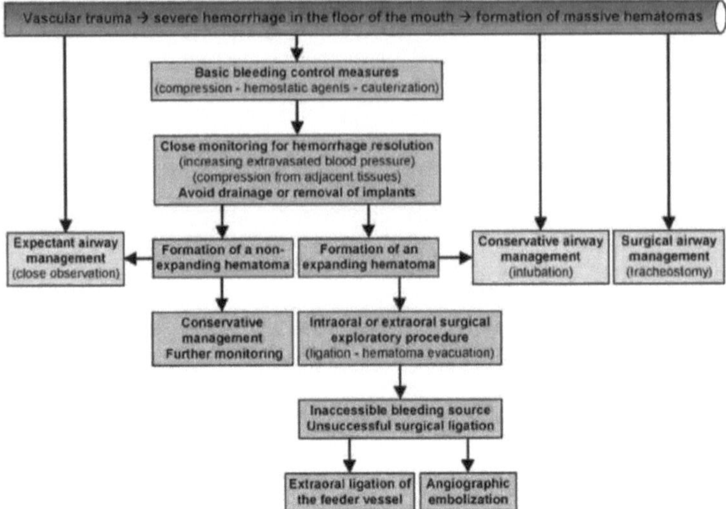

Figura 3[31,32] : Um fluxograma da gestão das vias respiratórias e do controlo de massas

hemorragia no pavimento da boca associada à colocação de implantes na

região anterior

da mandíbula.

Para evitar hemorragias não intencionais em casos que envolvam a colocação imediata de implantes ou extracções dentárias recentes, o médico deve ter o cuidado de não utilizar o alvéolo de extração como guia para a angulação, pois isso pode levar à perfuração do córtex lingual.[32] O controlo dos tecidos moles durante o procedimento é essencial, e os médicos devem fazer todos os esforços para evitar lacerações subperiosteais.

2. Perturbações neurosensoriais

O nervo alveolar inferior encontra-se a meio caminho entre as placas corticais vestibular e lingual na região do primeiro molar.[33] Em cerca de 1% dos pacientes, no entanto, o canal mandibular bifurca-se nos planos inferior superior ou medial lateral. Assim, um canal mandibular bifurcado manifestará mais de um forame mental. Isto pode ou não ser visto em filmes panorâmicos ou periapicais. Dario sugeriu que os clínicos deveriam considerar a obtenção de uma tomografia pré-operatória para evitar lesões nervosas antes da colocação do implante acima do canal alveolar inferior.[34]

A incidência média de perturbações neurosensoriais após a cirurgia de implante foi de 6. 1% a 7% de acordo com Goodacre et al em 2003,[35] com uma variação entre 0,6% e 39%. As lesões nervosas podem ter resultados que vão desde uma parestesia ligeira a uma parestesia completa ou mesmo a uma disestesia incapacitante. **(Tabela 2)**

Tabela 2[35] Classificação das lesões nervosas de acordo com Greenstein & Tarnow, 2006 como citado em Jalbout &Tabourian, 2004.

- **Neurapraxia** Não há perda de continuidade do nervo; este foi esticado ou sofreu um traumatismo contundente. A parestesia desaparece e a sensibilidade regressa dentro de dias ou semanas.
- **Axonotmese** O nervo é danificado mas não é cortado; a sensibilidade regressa no prazo de 2 a 6 meses
- **Neurotmese** Nervo seccionado; mau prognóstico para a resolução da parestesia.

As possíveis causas de lesão do nervo incluem um desenho deficiente do retalho, reflexão traumática do retalho, injeção intraneural acidental, tração no nervo mental num retalho elevado, penetração da preparação da osteotomia e compressão do corpo do implante no canal.[36] As lesões nervosas podem ser causadas indiretamente por edema intra-alveolar pós-cirúrgico ou hematomas que produzem um aumento temporário da pressão, especialmente no interior do canal mandibular. Os traumas diretos são as causas mais frequentes de lesão nervosa, podendo ocorrer através de cinco mecanismos: compressão, estiramento, corte, sobreaquecimento e punção acidental.[37] Por fim, a pressão prolongada da neurite pode levar à degeneração permanente do nervo afetado.[38]

O nervo mental corre um risco particular de lesão iatrogénica porque surge de forames assimétricos e forma uma alça côncava anteriormente. Em pacientes edêntulos, ele pode estar muito próximo da superfície óssea ou do topo da crista. A sobre penetração ocorre quando a porção cortical da crista alveolar coloca resistência à broca. No entanto, ao entrar nos espaços medulares, a broca pode cair no feixe neurovascular, a menos que o cirurgião tenha um excelente controlo.[36]

Para implantes colocados na mandíbula posterior atrófica, a utilização rotineira de radiografias periapicais intra-operatórias durante a sequência de perfuração pode ajudar a evitar o risco de lesão do nervo alveolar inferior. As radiografias periapicais utilizadas intraoperatoriamente para obter medições do comprimento de trabalho são semelhantes em conceito às técnicas utilizadas na terapia de canais radiculares. Este método pode determinar de forma fiável as distâncias seguras entre o implante e o canal alveolar inferior, evitando assim o risco de lesão do nervo.[39]

O comprometimento neurossensorial pode ocorrer em qualquer altura durante a cirurgia de implantes, incluindo a administração da anestesia, a incisão, a elevação de um retalho, bem como a sua separação demasiado apertada, durante a preparação da osteotomia, o aumento ósseo, a colocação do implante, a sutura ou qualquer inchaço dos tecidos moles após a cirurgia[40] **(Figura 4)** Estas complicações têm uma incidência baixa, registada entre 0%-44%, de acordo com Misch & Resnik, em 2010. A variedade de sintomas é grande e depende da gravidade do dano axonal.

A complicação pode manifestar-se sob a forma de uma parestesia quando a lesão se deve a uma compressão nervosa, ou de um ligeiro enrijecimento das fibras nervosas, sem seccionamento das mesmas (neuropraxia). A disestesia pode ocorrer em casos de compressão nervosa, tração, esmagamento parcial ou estiramento (axonotmese) das fibras nervosas com diferentes intensidades. A hipoestesia, uma anomalia da sensação primária que é mediada pelo nervo periférico) ou a hiperestesia (um aumento da sensibilidade ao estímulo, excluindo os sentidos especiais) podem ser causadas por estiramento extremo, esmagamento completo e traumatismo direto nas fibras nervosas (neurotmese).

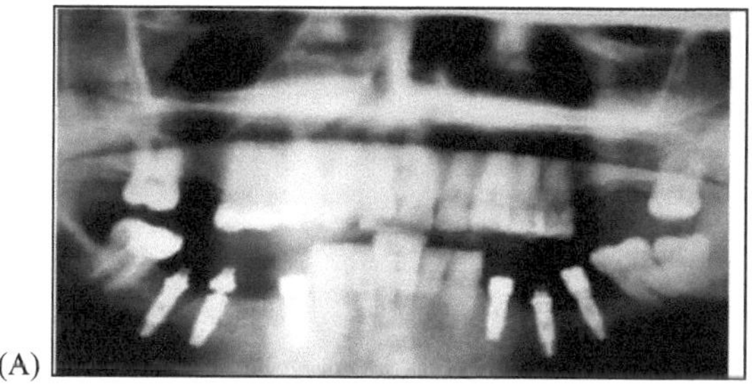
(A)

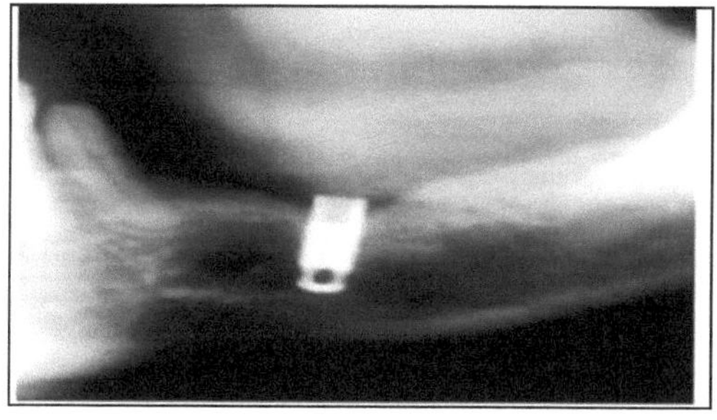
(B)

Figura 440 : (a, b) vários implantes em contacto com o nervo alveolar inferior em pacientes com parestesia pós-operatória

Gestão

Uma vez que a alteração da sensação pode dever-se a uma reação inflamatória, deve ser prescrito um tratamento com esteróides ou uma dose elevada de medicamentos anti-inflamatórios não esteróides (por exemplo, Pregabiline cápsulas 150 mg uma vez por dia, Neurobion Forte - uma vez por dia, nome da marca (Lyrica) durante três semanas. Medicamentos adjuvantes como o clonazepam, a carbamazepina ou o complexo de vitamina B podem aliviar a neurite através das suas conhecidas acções anti-inflamatórias neuronais. Se não se verificar uma melhoria ao fim de três semanas com base num exame neurossensorial repetido, o médico pode prescrever mais três semanas de tratamento com medicamentos anti-inflamatórios. No entanto, se a melhoria não for observada, o doente deve ser encaminhado para um micro-neurocirurgião.

3. Lesões nos dentes adjacentes

Os danos nos dentes adjacentes ao local do implante podem ocorrer após a inserção de implantes ao longo de um eixo incorreto ou após a colocação de implantes excessivamente grandes **(Figura 5,6)**.[37] Os dentes adjacentes devem ser avaliados antes da colocação do implante. As condições pulpares e perirradiculares, tais como pequenas radiolucências periapicais, reabsorção radicular e grandes restaurações na polpa vital ou perto dela, são frequentemente mal diagnosticadas. As raízes dilaceradas e a inclinação excessiva na direção mesiodistal que invade o espaço do implante impedem frequentemente a colocação ideal.[36] A inclinação dos dentes adjacentes deve ser avaliada antes da perfuração. A danificação de um dente adjacente devido à colocação de implantes pode fazer com que o dente se torne não vital, e o dente pode necessitar de tratamento endodôntico subsequente. Isto resultará não só em danos num dente adjacente, mas também no fracasso do implante.[42] A utilização de uma guia cirúrgica, a análise radiográfica e a tomografia computorizada podem ajudar a localizar a colocação do implante, evitando assim danos nos dentes adjacentes. A angulação dos dentes adjacentes e as dilacerações das raízes devem ser avaliadas radiograficamente antes da colocação do implante. Idealmente, devem estar presentes 1,5 a 2 mm de osso entre um implante e o dente adjacente. As discrepâncias entre os espaços interdentários apical e crestal, resultantes da inclinação mesial ou distal das raízes, podem ser corrigidas ortodonticamente.

4. Deiscência do retalho e exposição do material de enxerto ou da membrana de barreira

Esta é uma complicação dos tecidos moles que pode desenvolver infecções na área cirúrgica e falhas de implantes e/ou enxertos que podem levar a resultados estéticos infelizes. Observa-se que a complicação pós-operatória mais comum é a deiscência da ferida, que por vezes ocorre durante os primeiros 10 dias.[43] Os factores que contribuem para a deiscência e exposição do material de enxerto ou da membrana de barreira incluem a tensão do retalho, o trauma mecânico contínuo ou a irritação associada ao afrouxamento do parafuso de cobertura, incisões incorrectas e formação de sequestros de detritos ósseos.[41] As deiscências da ferida cirúrgica estão associadas a doentes que têm problemas de cicatrização devido a uma mucosa de má qualidade (biótipo fino, traumatizado ou cicatricial), fumadores pesados, doentes tratados com corticosteróides, diabéticos ou doentes irradiados **(Figura 7)**. Outro fator que leva à deiscência da ferida cirúrgica é o encerramento do retalho sob tensão, pois está estabelecido que uma maior tensão provoca um aparecimento mais frequente destas complicações.

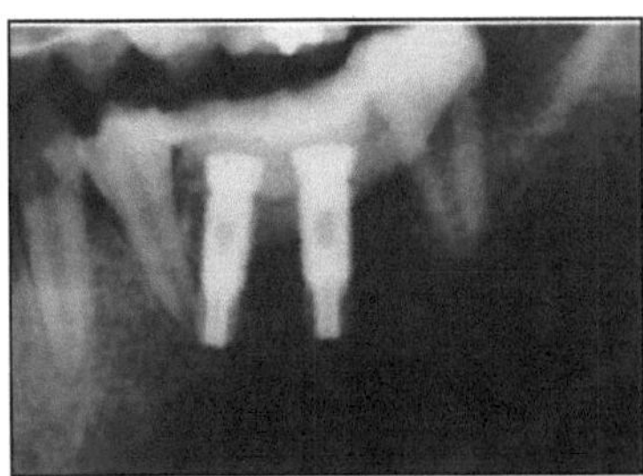

Figura 536: Lesão de um dente adjacente por um implante mal posicionado

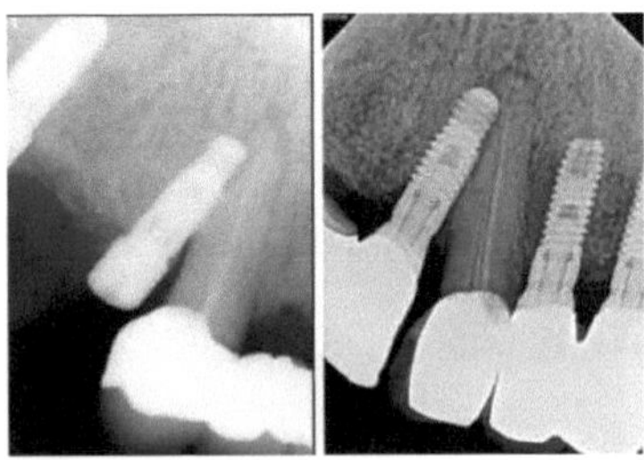

Figura 636: Um implante mal posicionado que atinge um dente adjacente

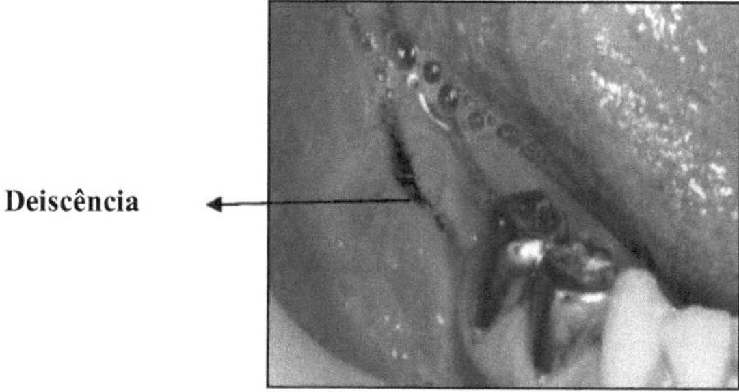

Figura 7[41] : Uma deiscência após a colocação de um implante.

Para evitar a deiscência da ferida, é muito importante um encerramento sem tensão utilizando uma incisão de libertação vestibular. As dentaduras devem ser aliviadas com um condicionador de tecidos. As suturas de colchão combinadas com suturas interrompidas também são úteis. Quando a deiscência é pequena e ocorre num período de 24 a 48 horas, o médico pode voltar a suturar imediatamente a deiscência[39] .A utilização de enxertos de tecido conjuntivo livre pode ser muito útil para garantir o fecho da ferida e o aumento da espessura da mucosa à volta dos implantes, o que permite melhores resultados estéticos a longo prazo, bem como a manutenção da saúde peri-implantar[44] El Chaar descreve os bons resultados observados na utilização de enxertos de tecido conjuntivo do pedículo palatino para facilitar o fecho primário de um alvéolo pós-exodôntico[45] ou uma matriz dérmica acelular interposta entre o colo e o osso subjacente.[46]

A exposição prematura das membranas de barreira também pode causar a contaminação do enxerto e a sua eventual perda **(Figura 8)**. Uma deiscência da mucosa associada a uma técnica de elevação do seio representa um fator agravante que pode levar a uma infeção do material do enxerto, a uma sinusite aguda ou a uma fístula oroantral.[47] O tratamento desses trajetos anormais é, dependendo do tamanho, e requer retalhos bem desenhados. O uso de enxertos monocorticais de origem intraoral ou PRP associado a uma plastia mucogengival também foi sugerido por De Poi et al. em 2007.[48]

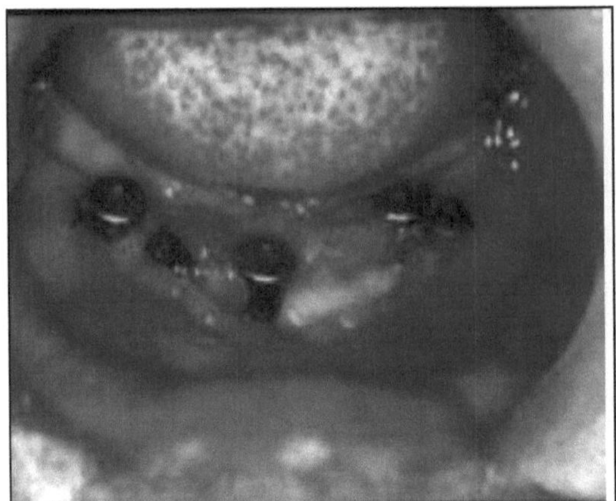

Figura 847: Deiscência da ferida uma semana após a cirurgia num paciente diabético com candidíase oral

3. De acordo com M Angles Sanchez Garces[49] , as complicações foram classificadas como gerais ou locais, consoante a sua etiologia.

a. Acidentes intra-operatórios

Os acidentes intra-operatórios são definidos como os acontecimentos que podem ocorrer durante a cirurgia. A sua gravidade varia entre valores mínimos e máximos. Os acidentes incluem implantes mal colocados, episódios de hemorragia, lesões dos tecidos moles, num dente adjacente, falta de estabilidade primária, deiscência e fenestrações ósseas, deslocação do implante para o seio maxilar, fratura mandibular, instrumentos partidos, aspiração ou deglutição de instrumentos.[49]

b. Mal posicionamento ou angulação de um implante.

Um planeamento incorreto, que envolva um mau posicionamento ou uma angulação excessiva, representaria um obstáculo para a execução da restauração protética, ao mesmo tempo que deterioraria a viabilidade do implante a longo prazo durante o tratamento com implantes. A angulação, no caso de um único implante, aumenta as forças de tensão entre o implante e o osso. No entanto, a angulação de implantes localizados em posições muito distais reduz as forças suportadas pelo osso periimplantar.[50]

c. Hemorragia

A hemorragia excessiva é um acidente comum que pode ocorrer em algumas cirurgias como consequência de causas anatómicas locais ou sistémicas. Por vezes, os doentes são mais propensos a hemorragias, uma vez que estão sob tratamento diário com antiagregantes plaquetários ou têm perturbações da coagulação.[51] This clinical situation is defined in the Group 2 of medical- systemic risk, where other disorders are also classified: irradiated patients (radiotherapy), those with Diabetes Mellitus (specially type I), patients with coagulation disorders (anticoagulated patients or those with hemostatic disorders) and severe smokers[52] Group I includes high risk patients: patients with serious systemic diseases (rheumatoid arthritis, osteomalacia, imperfect osteogenesis), immune depressed (HIV, immune supresory treatments), drug addicts (alcohol, etc.), doentes pouco fiáveis (perturbações mentais ou psicológicas).

Os doentes tratados com medicação anticoagulante têm normalmente antecedentes de patologia vascular ou cardíaca (fibrilhação, isquemia do miocárdio, doenças valvulares ou próteses, ou tromboembolismos).[53] Em geral, os idosos são a maioria dos doentes que necessitam de soluções de implantologia, o que significa que a probabilidade de comorbilidade é maior, pelo que é obrigatório conhecer a sua história clínica. Geralmente, as opções terapêuticas nestes doentes compreendem duas abordagens: diminuir ou eliminar a terapêutica anticoagulante, depois de o doente e o médico terem avaliado os riscos e os benefícios.

Gestão

A hemorragia pode ser estancada com medidas locais intra ou pós-operatórias, como no caso da extração dentária ou de implantes dentários, com um procedimento padrão para assegurar a hemostase local (sutura, compressão, utilização de gazes hemostáticas de colagénio microfibrilar, celulose oxidada, fibrina reabsorvível ou bochechos com ácido tranexâmico a 4,8%).[54] Em casos mais graves de hemorragia, propõe-se a utilização de um spray nasal de acetato de desmopressina.[55]

d. Lesões dos tecidos moles

Podem ocorrer uma série de lesões nos tecidos moles, tais como lesões por queimadura na mucosa labial resultantes do sobreaquecimento do cabeçote da peça de mão, rasgamento do retalho devido a uma tração excessiva ou como consequência de uma utilização incorrecta dos instrumentos ou de qualquer movimento brusco por parte do doente ou do cirurgião, entre outras causas.[56] Estas lesões podem ser evitadas, na maioria dos casos, através de uma gestão cuidadosa dos tecidos ou da sedação do doente, evitando assim a ocorrência de situações de stress para o cirurgião e para o doente.

e. Lesões de dentes adjacentes

O mau posicionamento de um implante pode levar à lesão de um dente adjacente, ou à não integração do implante devido à inflamação. Aqui é importante determinar o eixo dos dentes que limitam o espaço edêntulo e também o eixo do implante, e deve ser determinada uma forma conveniente de reduzir o seu comprimento para travar a convergência. Noutras ocasiões, a origem inflamatória-infecciosa na zona apical é um dente adjacente ao implante e isto deve-se especialmente à proximidade do dente ao implante e ao tempo decorrido desde a realização do procedimento endodôntico no dente, Assim, o risco de uma periimplantite retrógrada aumenta quando a distância entre os ápices do dente e do implante é menor e quando o tempo decorrido entre o procedimento endodôntico e a implantação também é menor.[57]

Gestão

A lesão de um dente adjacente na superfície radicular ou no ápice da raiz e uma subsequente pulpite pós-operatória, ou periodontite, devem ser tratadas, na maioria dos casos, por meios endodônticos.

f. Falta de estabilidade primária

A estabilidade primária é determinada pela densidade óssea e pela espessura do osso cortical. Por conseguinte, observa-se uma melhor estabilidade nos implantes mandibulares do que nos maxilares. Assim, um valor de torque de inserção baixo (<10Ncm) determinará um risco mais elevado de falha de osteointegração (tipo de osso IV), ao passo que um valor de torque demasiado elevado (>45Ncm) pode levar a uma compressão óssea que resultaria numa necrose óssea (tipo de osso I) e numa falha de osteointegração.[58]

Cooper em 2010[59] descreveu, num estudo sobre 1084 implantes, que existia um risco 6,43 vezes menor de falha da estabilidade primária do implante na mandíbula anterior do que noutras localizações. A maxila apresentava um risco 2,7 vezes superior de falha de estabilidade primária em comparação com a mandíbula. As mulheres apresentaram um risco 1,54 superior de falha da estabilidade primária do implante em comparação com os homens. Os implantes com menos de 15 mm de comprimento apresentaram um risco 1,49 superior de falha da estabilidade primária do implante em comparação com os implantes mais longos.

Superfícies rugosas, um desenho cónico dos implantes e a utilização de osteótomos na gestão do leito do implante podem aumentar a estabilidade primária em ossos de baixa qualidade[60] Quando não é possível implementar, seria então aconselhável substituir o implante instável por um implante de resgate, com um diâmetro mais largo e/ou um comprimento maior, ou esperar, como último recurso, 68 semanas antes de uma reintervenção cirúrgica.

g. Deslocação do implante

A invasão do seio maxilar por um implante pode ocorrer durante ou após a cirurgia, em resultado de uma estabilidade primária insuficiente. Foi relatado um caso de um implante que tinha sido implantado 9 meses antes, durante uma cirurgia de elevação do seio maxilar, e que foi encontrado no interior do seio apenas alguns dias após a colocação do acessório[61] Por conseguinte, qualquer implante pode sofrer uma deslocação a qualquer momento após ter sido fixado com um parafuso de cobertura (período de osteointegração), mesmo evitando técnicas regenerativas de forma espontânea e assintomática, ou mesmo depois, no momento da ligação do pilar de cicatrização[62] **(Figura 9)**

Gestão

O implante deslocado para o seio maxilar pode ser removido através da abertura da parede lateral do seio maxilar[63] ou por via endoscópica através de uma janela nasal, um processo que permite um bom acesso à zona e uma menor morbilidade pós-operatória do que quando é realizado intraoralmente.

4. De acordo com Annibali et al em 2009, as complicações do implante foram classificadas como precoces e tardias[40]

(I). As complicações precoces incluem

a) Edema

O inchaço pode aparecer após uma intervenção cirúrgica, embora seja mais visível 24 horas após a sua realização. Pode provocar trismo, falta de higiene na ferida e desconforto para o doente. Normalmente diminui com o tempo e pode desaparecer facilmente ao fim de alguns dias. Retalhos largos, técnicas de regeneração óssea e tempo de cirurgia são factores que desencadeiam a ocorrência de edemas e a suscetibilidade do doente.

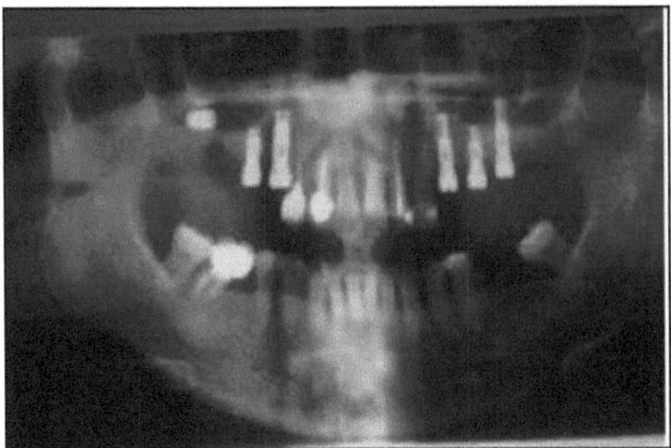

Figura 9[62] : Implante deslocado no decurso de uma cirurgia de segunda fase.

Gestão

Os analgésicos e anti-inflamatórios reduzem o edema de forma estatisticamente significativa na cirurgia guiada sem retalho, mesmo em implantes imediatos após procedimentos exodônticos[64] e implantes com carga imediata No entanto, uma gestão cuidadosa dos tecidos, utilizando tensão não excessiva e recuperadores com suporte ósseo, pode minimizar este efeito, juntamente com a utilização de um saco frio e anti-inflamatórios não esteróides; a administração de corticosteróides durante um curto período de tempo pode ser muito útil. Perante a suspeita de que a inflamação pode comprimir qualquer estrutura nervosa, os corticosteróides são cruciais para minimizar o risco de lesões[43]

b. Equimoses e hematomas

Os hematomas e equimoses são o resultado de um procedimento cirúrgico e são geralmente proporcionais à magnitude da intervenção. O sangue acumulado sob a mucosa e a pele é conhecido como hematoma e geralmente causa uma sensação de desconforto estético aos pacientes, mas em alguns dias ocorre a reabsorção e resolve o aspeto repugnante da zona e dos arredores (porque o sangue coagulado desloca-se frequentemente através da anatomia numa trajetória descendente).

C. Enfisema

O enfisema tecidular é uma destas complicações precoces causadas pela propulsão inadvertida de ar para os tecidos sob a pele ou as membranas mucosas, o ar de uma peça de mão de alta velocidade, de uma seringa de ar/água, de uma unidade de polimento a ar ou de um dispositivo abrasivo a ar pode ser projetado para um sulco, uma ferida cirúrgica ou uma laceração na boca[65] é uma complicação rara, embora possa ter consequências graves.[66] A utilização de ar abrasivo em implantologia, ou de um dispositivo laser como forma de remover resíduos da superfície de um implante, tem sido sugerida no tratamento da periimplantite para facilitar a descontaminação. A chance de ocorrência do processo de enfisema durante essa manobra de limpeza é maior do que a do processo cirúrgico, uma vez que o aparelho utiliza motores mecânicos. Essa complicação ocorre quando aparelhos de ar pressurizado são utilizados para remoção de cálculos periodontais e peri-implantares no período de manutenção.

O ar pode seguir os planos faciais e criar um aumento unilateral das regiões faciais e/ou sub-mandibulares. A região com edema normalmente produz uma sensação de crepitação (crepitação à palpação) à medida que o gás é empurrado através do tecido. O som crepitante é patognomónico de enfisemas tecidulares, mesmo quando não é referido qualquer desconforto. Estas complicações poderiam ser evitadas utilizando uma peça de mão de jato de água estéril com insuflação de ar retrógrada quando, para além de um processo cirúrgico de implantologia associado, é necessário secar uma superfície (tratamento periodontal, laser, obturação, cirurgia periapical num dente adjacente). A utilização de abrasivos de ar direcionados para o sulco deve ser evitada, bem como a sua utilização em tecidos inflamados com margens friáveis, pelo que a curetagem manual é a melhor opção.

Gestão

O tratamento consiste geralmente na prescrição de antibióticos e de uma terapia analgésica ligeira, observação atenta, lavagens com soro fisiológico, massagem ligeira, aplicação de bolsas de calor e conforto mental para o doente. O problema resolve-se normalmente em 3-10 dias.

D. Fratura do implante

A fratura mandibular, durante a colocação de implantes, está associada a mandíbulas atróficas. A zona central da mandíbula tem um maior risco para esta complicação porque tem uma irrigação vascular pobre, o que por vezes torna muito difícil ao osso e ao periósteo fornecer sangue suficiente para o processo de cicatrização derivado da colocação de um implante.[67] O osso nesta zona é normalmente esclerótico e sofre uma reabsorção grave como consequência de um grande período de edentulismo e também como resultado da pressão exercida pela prótese, o que acelera o processo. Tecnicamente, é difícil realizar perfurações de implantes nesta zona sem correr o risco de sobreaquecer o osso circundante; além disso, por vezes, os cirurgiões recorrem a implantes bi-corticalizados nesta zona, o que aumenta o risco de fratura mandibular, pelo que os pacientes devem ser informados antes de iniciarem este procedimento cirúrgico.

Gestão

Foram descritas três opções de tratamento em caso de fratura do implante. [68]

i. Remoção completa do implante fracturado utilizando trefinas explicativas.
ii. Remoção da parte coronal do implante fracturado com o objetivo de colocar um novo pilar protético.
iii. Remoção da parte coronal do implante fracturado, deixando a parte apical restante integrada no osso.

As complicações tardias incluem[40]

a) Perfurações do retalho mucoperiosteal,
b) Sinusite maxilar,
c) Perda de osseointegração,
d) Lesões peri-implantares e
e) Defeitos ósseos

DISCUSSÃO

Quando um dente é perdido, um indivíduo pode procurar a sua substituição para que a sua função e estética possam ser restauradas. A prótese clínica, durante a última década, melhorou e desenvolveu-se significativamente de acordo com os avanços da ciência e as exigências e necessidades dos pacientes. As opções convencionais em prótese dentária para substituir um dente unitário em falta incluem a prótese parcial removível, pontes de cobertura parcial e total e pontes ligadas com resina. Uma alternativa atractiva às dentaduras e pontes convencionais tornou-se disponível com a introdução dos implantes na indústria dentária. Atualmente, tanto os implantes de coroa única como as próteses parciais fixas suportadas por implantes (FPD) são as opções disponíveis. A base dos implantes dentários é a osseointegração, em que os osteoblastos crescem e se integram diretamente na superfície de titânio dos implantes colocados cirurgicamente no interior do osso alveolar. Os implantes dentários ganharam grande popularidade ao longo dos anos, uma vez que são capazes de restaurar a função quase normal, tanto em arcadas parcial como completamente desdentadas.[101]

A análise inclui a influência do tipo de implante, do local do implante, da classe de indicação, do ambiente cirúrgico, do tipo de construção protética e da combinação de implantes e dentes. Em relação aos implantes, a probabilidade de sobrevivência após dez anos foi de 88%, enquanto que em relação aos pacientes a taxa de sobrevivência foi de 81%. A inserção do implante foi o ponto de partida para as complicações. O resultado mostrou, no entanto, que o local do implante e os métodos de aumento não reduziram a taxa de sucesso, e não houve diferença entre a maxila e a mandíbula, a não ser em relação ao desenho da construção protética.[73]

Não se verificou um aumento da taxa de insucesso do implante ou um aumento da morbilidade perioperatória em doentes com um estado clínico comprometido. A idade, o sexo e a utilização concomitante de agentes hipoglicémicos, hormonas femininas suplementares ou esteróides também não se correlacionaram com o aumento da falha do implante ou da morbilidade perioperatória. Os procedimentos de colocação de implantes utilizando uma variedade de agentes de controlo da dor/ansiedade não revelaram qualquer aumento nas complicações relacionadas com a anestesia. No entanto, o número de implantes colocados por paciente correlacionou-se com a falha do implante. O estudo concluiu que a cirurgia de implantes e a anestesia necessária parecem ser procedimentos seguros, mesmo em pacientes clinicamente comprometidos.

Em relação aos implantes, a probabilidade de sobrevivência após dez anos foi de 88%, enquanto que em relação aos doentes a taxa de sobrevivência foi de 81%. A inserção do implante foi o ponto de partida para a ocorrência de complicações. O resultado mostrou, no entanto, que o local do implante e os métodos de aumento não reduziram a taxa de sucesso, e não houve diferença entre a maxila e a mandíbula, a não ser em relação ao desenho da construção protética.[73]

O objetivo ideal da medicina dentária moderna é restaurar o periodonto para um contorno, função, conforto, estética e saúde normais. As condições de sobrevivência dos implantes podem ter diferentes categorias: a sobrevivência satisfatória descreve um implante com condições inferiores às ideais, mas que não requer tratamento clínico; e a sobrevivência comprometida inclui implantes com condições inferiores às ideais, que requerem tratamento clínico para reduzir o risco de complicações do implante

Embora as complicações graves sejam pouco frequentes, a colocação de implantes dentários não está isenta de complicações, uma vez que estas podem ocorrer em qualquer fase. As complicações mais comuns observadas são as inflamatórias (10,2%), seguidas das protéticas (2,7%) e das operatórias (1,0%). A maioria dos implantes (62%) associados a complicações não falharam. Deve-se estar ciente das possíveis complicações relacionadas com a colocação de implantes para que o paciente possa ser corretamente informado. O reconhecimento imediato de um problema em desenvolvimento e a gestão adequada são necessários para minimizar as complicações pós-operatórias. Uma análise cuidadosa através de imagens, técnicas cirúrgicas precisas e uma compreensão da anatomia da área cirúrgica são essenciais na prevenção de complicações.[95]

Os factores de risco associados às falhas precoces dos implantes são o tabagismo, a localização posterior do implante, a quantidade e qualidade do osso, o trauma cirúrgico, a contaminação peri-operatória e a sobrecarga oclusal. As falhas tardias dos implantes estão principalmente relacionadas com a peri-implantite. Assim, é obrigatório que todos os clínicos saibam como e porque é que os fracassos ocorrem e qual a melhor forma de os prevenir, de modo a dar um novo horizonte a este ramo da medicina dentária. Afinal de contas, as dificuldades dominadas são oportunidades ganhas.

Apesar da previsibilidade dos implantes dentários para a reabilitação orofacial, um pequeno mas significativo subconjunto de pacientes continua a registar insucesso dos implantes. A identificação dos pacientes com maior risco de fracasso dos implantes dentários é essencial para o processo de consentimento informado e para o planeamento do tratamento. A informação empírica tem associado uma variedade de factores de risco, desde o desenho do implante até à coexistência de doenças sistémicas, a resultados adversos. Com o aperfeiçoamento contínuo dos aspectos técnicos da cirurgia de implantes, o interesse crescente centra-se nas variáveis relacionadas com o paciente e a doença que podem influenciar a integração e o sucesso do implante.

O planeamento global do tratamento é fundamental, sendo necessária uma consulta e manutenção regulares para detetar e intercetar problemas precocemente. Devem ser dadas instruções sobre higiene oral e conselhos para deixar de fumar. Para os doentes com periodontite, é necessária uma terapia periodontal de suporte regular e pilares transmucosos lisos e bem contornados para o sucesso a longo prazo da terapia periodontal.[85]

Com provas substanciais disponíveis, as próteses fixas implanto-suportadas são atualmente reconhecidas como uma opção de tratamento fiável para a substituição de um ou vários dentes em falta. Embora os implantes dentários se estejam a tornar cada vez mais a escolha de substituição de dentes em falta, os impedimentos a eles associados também estão a surgir progressivamente. O edentulismo é uma condição em que a perda de dentes ocorre devido a várias causas, como a cárie dentária, a doença periodontal e o traumatismo. Provoca consequências anatómicas, estéticas, biomecânicas e também psicológicas adversas. Pode ser classificada como parcial ou total. A substituição de dentes perdidos utilizando vários materiais e métodos está documentada há séculos 1. Reimplantação, transplante, implante e muitas opções protéticas têm sido utilizadas com sucesso limitado. As diferentes modalidades para tratar o edentulismo parcial ou completo incluem a prótese parcial removível (RPD), a prótese parcial fixa (FPD) e a prótese completa (CD). A substituição convencional de um único dente com FPD expõe os dentes pilares, bem como as causas, a vários riscos biológicos e técnicos, tais como complicações endodônticas, cáries secundárias e acesso difícil para controlo da placa bacteriana. Os implantes dentários são uma opção para substituir dentes em falta ou muito doentes e também oferecem conforto e estabilidade. Trata-se de uma restauração que se aproxima o mais possível de um dente natural. Os implantes estimulam o osso e ajudam a manter e a aumentar a densidade óssea na ausência de um dente natural, o que, por sua vez, pode ajudar a preservar a estrutura facial. Durante um curto período de observação, a reconstrução com implantes demonstrou uma relação custo/eficácia mais favorável para a substituição de um único dente em comparação com a FPD convencional.[3]

BIBLIOGRAFIA

1. Hobkirk JA, Z George. O estado edêntulo. In: Zarb G, John A, Eckert SE, Jacob RF, Fenton AH, Finer Y, editores. Prosthodontic Treatment For edentulous patients complete denture and implant supported prosthesis, 13th edn. Nova Deli: Elsevier Publishers; 2012. p. 1-27.

2. Elian N . Implantes Dentários - Passado, Presente e Futuro. J Implant Dent 2009; 30:45658.

3. Bragger U, Krenander P, Lang NP. Aspectos económicos da substituição de um único dente. J Clin Oral Implants Res 2005; 16:335-41.

4. Gelman AE, Zang J, Choi Y, Turka A. Implantes dentários - Uma opção para substituir dentes em falta. J Am Dent Assoc 2005; 136:255-101.

5. Wingrove SS. Terapia de manutenção de implantes. J Clin Oral Implants Res 2010; 36:194-20.

6. Prashanti E, Sajjan S, Reddy JM. Falhas em implantes. Indian J Dent Res 2011; 22:446-53.

7. Hadi SA, Ashfaq N, Bey A, Khan S. Factores biológicos responsáveis pela falha de osseointegração em implantes orais. J Bio Med Res 2011;3:164-70.

8. Christopher CK Ho, Tang T. Implantes falhados, manutenção e retirada. J Aus Dent Prac 2011;16:425-41.

9. Toth RW, Parr GR, Gardner LK. Resposta dos tecidos moles aos implantes orais endósseos de titânio. J Prosthet Dent 1985; 54:564-7.

10. Heimke G, Schulte W, d'Hoedth B, Griss P, Busing CM, Stock D. A influência da estrutura fina da superfície na osteo-integração de implantes. Int J Artif Organs

1982; 5:207-12.

11. Branemark PI, Lausmaa J, Ericson L , Thomsen P, Branemark R, Skalak R. Anatomia da osseointegração e a transferência de carga. Braz J Oral Sci 2002: 1(3):103-111.

12. Albrektsson T, Branemark PI, Hansson H-A, Lindstrom J. Implantes de titânio integrados Osseo. Requisitos para assegurar uma ancoragem duradoura e direta entre o osso e os implantes no homem. J Ata Orthop Scand 1981; 52:155-70.

13. McKinney RV Jr, Steflick DE, Koth DL. Singh BB. A base científica da terapia com implantes dentários. J Dent Educ1988; 52:696-705.

14. Weiss CM. Integração tecidular de implantes dentários endósseos - descrição e análise comparativa da integração fibro-óssea e do sistema de integração óssea. J Oral Implantol 1986,12:169-214.

15. Albrektsson T, Zarb GA. Interpretações actuais da resposta osseointegrada: significado clínico. Int J Prosthodont 1993; 6:95-105.

16. Garcés MAS, Escoda-Francolí J, Gay-Escoda C. Complicações de implantes. Int J Prosthodont 1991; 98:369-89.

17. Albrektsson T, Isidor F. Relatório de consenso da sessão IV. Int J Prosthodont 1994;100: 365-69.

18. Mombelli A: Critérios para o sucesso dos implantes. 1º Workshop Europeu de Periodontologia, Quintessence Publishing Co.Ltd. p.1994; 317-25.

19. Mombelli A, Lang NP. Parâmetros clínicos para a avaliação de implantes dentários. J Periodontol 1994;4:81-6.

20. Esposito M, Hirsch JM, Lekholm U, Thomsen P. Factores biológicos que contribuem para falhas de implantes orais osseointegrados. (I) Critérios de sucesso

e epidemiologia. Eur J Oral Sci 1998; 106:527-51.

21. Esposito M, Thomsen P, Ericson LE, Lekholm U. Observações histopatológicas sobre fracassos precoces de implantes orais. Int J Oral Maxillofac Implants 1999; 14:798-810.

22. Esposito M, Hirsch JM, Lekholm U, Thomsen P. Factores biológicos que contribuem para falhas de implantes orais osseointegrados. (II) Etiopatogénese, Eur J Oral Sci 1998; 106:721-64.

23. Rake PA. Implantes Dentários/Considerações Anatómicas. Int Dent J 2008;18:443-67.

24. Spiekerman H. Color atlas of Dental Medicine and Implantology (Atlas colorido de medicina dentária e implantologia). Nova Iorque: Thieme Medical Publishers. Inc. 1995; P. 5-6.

25. Smith DE, Zarb GA. Critérios para o sucesso de implantes endósseos osseointegrados. J Prosthet Dent 1989; 62:567-72.

26. Hobo S, Ichida E, Garcia LT. Osseointegração e reabilitação oclusal. Londres, Reino Unido: Quintessence Publishing Company. p. 1996;32-239-54.

27. Su Gwam Kim. Complicações clínicas dos implantes dentários. J Implant Dent 2010; 89:467-90.

28. Hofschneider U, Tepper G, Gahleitner A, Ulm C. Avaliação do fornecimento de sangue à região mental para redução de complicações hemorrágicas durante a cirurgia de implantes na região interforaminal. Int J Oral Maxillofac Implants 1999;14:379- 83.

29. Dubois L, de Lange J, Baas E, Van Ingen J. Hemorragia excessiva no pavimento da boca após a colocação de implantes endósseos: relato de dois casos. Int J Oral

Maxillofac Surg 2010; 4: 412-5.

30. Annibali S, Ripari M, La Monaca G, Tonoli F, Cristalli MP. Acidentes locais na cirurgia de implantes dentários: prevenção e tratamento. Int J Periodontics Restorative Dent 2009; 29:325-31.

31. Kalpidis CD, Setayesh RM. Hemorragia associada à colocação de implantes endósseos na mandíbula anterior: uma revisão da literatura. J Periodontol 2004;75:631-45.

32. Isaacson TJ. Formação de hematoma sublingual durante a colocação imediata de implantes endósseos mandibulares. J Am Dent Assoc 2004; 135:168-72.

33. Tammisalo T, Happonen RP, Tammisalo EH. Avaliação estereográfica do canal mandibular em relação às raízes do terceiro molar inferior impactado, utilizando radiografia de feixe estreito com multiprojecção. Int J Oral Maxillofac Surg 1992;21:85- 9.

34. Dário LJ. Colocação de implante acima de um canal mandibular bifurcado: relato de caso. J Implant Dent 2002;11:258-61.

35. Goodacre CJ, Bernal G. Rungcharassaeng K, Kan JY. Complicações clínicas com implantes e próteses sobre implantes. J Prosthet Dent 2003;2:121-32.

36. Misch K, Wang HL. Complicações da cirurgia de implantes: etiologia e tratamento. J Implant Dent 2008; 17:159-68.

37. Annibali S, La Monaca G, Tantardini M, Cristalli, M. P. O papel do modelo em implantologia guiada protéticamente. J Prosthodont 2009;18:177-83.

38. Park SH, Wang HL. Complicações reversíveis dos implantes: classificação e tratamentos. J Implant Dent2005; 3:211-20.

39. Burstein J, Mastin C, Le B. Evitar lesões no nervo alveolar inferior através da

utilização rotineira de radiografias intra-operatórias durante a colocação de implantes. J Oral Implantol 2008;34:34-8.

40. Misch, CE, Resnik R. Comprometimento neurosensorial do nervo mandibular após cirurgia de implante dentário: gestão e protocolo. J Implant Dent 2010; 19:378-86.

41. Kraut RA, Chahal O. Gestão de pacientes com lesões do nervo trigémeo após a colocação de implantes mandibulares. J Am Dent Assoc 2002; 133:1351-4.

42. Sussman HI. Desvitalização de dentes através da colocação de implantes: relato de um caso. J Periodontal Clin 1998; 20:22-4.

43. Greenstein G, Cavallaro J, Romanos G, Tarnow D. Recomendações clínicas para evitar e gerir complicações cirúrgicas associadas à implantologia dentária: uma revisão. J Periodontol 2008; 79:1317-29.

44. Speroni S, Cicciu M, Maridati P, Grossi GB, Maiorana C. Investigação clínica da estabilidade da espessura da mucosa após enxerto de tecido mole à volta de implantes: um estudo retrospetivo de 3 anos. Indian J Dent Res 2010; 21:474-79.

45. El Chaar ES. Fecho de tecido mole de alvéolos de extração enxertados na maxila posterior a técnica de retalho de tecido conjuntivo palatino de pedículo rodado. Implant Dent 2010;19:370-77.

46. Taylor JB, Gerlach RC, Herold RW, Bisch FC, Dixon DR. Uma técnica de enxerto gengival sem tensão modificada usando matriz dérmica acelular. Int J Periodontics Restorative Dent 2010; 30:513-21.

47. Watzak G, Tepper G, Zechner W, Monov G, Busenlechner D. Encerramento ósseo press-fit de fístulas oro-antrais: uma técnica para a reparação pré-sinus lift e encerramento secundário. J Oral Maxillofac Surg 2005; 63:1288-94.

48. De Poi R, John V, Paez de Mendoza CY, Gossweiler M. Desenvolvimento de uma

fístula oro-antral após cirurgia de elevação do seio maxilar: relato de um caso de tratamento com plasma rico em plaquetas. J Indiana Dental Assoc 2007; 86:10-16.

49. Langer B, Calanga L. O enxerto de tecido conjuntivo subepitelial. J Prosthet Dent 1998; 44:363-378.

50. Bellin, CM, Romeo D, Galbusera F, Taschieri S, Raimondi MT, Zampelis A . Comparação de designs protéticos implanto-suportados inclinados versus não inclinados para a restauração da mandíbula edêntula: um estudo biomecânico. Int J Oral Maxillofac Implants 2009; 24:511-17.

51. Garfunkel AA, Gall D, Findler M, Lubliner J, Eldor A. Tendência para a hemorragia: uma abordagem prática em medicina dentária. J Compend Contin Educ Dent 1999;20:836-8.

52. Buser D, Von Arx T, Ten Bruggenkate C, Weingart D. Princípios cirúrgicos básicos com implantes ITI. J Clin Oral Implants Res 2000; 11:59-68.

53. Lang NP, Wilson, TG, Corbet EF. Complicações biológicas com implantes dentários: a sua prevenção. Condições . Int J Oral Maxillofac Implants 2009;24:12-27.

54. Nahlieli O, Moshonov J, Zagury A, Michaeli E, Casap N. Abordagem endoscópica à implantologia dentária. J Oral Maxillofac Surg 2009;69:186-91.

55. Ozcelik O, Haytac MC, Akkaya M. Trauma iatrogénico nos tecidos orais. J Periodontol 2009;76:1793-97.

56. Bornstein MM, Clonca N, Mombelli A. Condições e tratamentos sistémicos como riscos para a terapia com implantes. Int J Oral Maxillofac Implants 2004;24:12-27.

57. Quirynen M, Vogels R, Alsaadi G, Naert I, Jacobs R, Van Steenberghe D. Condições predisponentes para peri-implantite retrógrada e sugestões de tratamento. J Clin

Oral Implants Res 2005; 16:599-608.

58. Neugebauer J, Scheer M, Mischkowski RA, An SH, Karapetian VE, Toutenburg H. Comparação de medições de binário e manuseamento clínico de vários motores cirúrgicos. Int J Oral Maxillofac Implants 2009;24:469-76.

59. Cooper LF. Os factores que influenciam a estabilidade dos implantes dentários primários permanecem pouco claros. J Evd Based Dent pract 2010; 10:44-5.

60. Javed F, Almas K, Crespi R, Romanos GE. Morfologia da superfície do implante e estabilidade primária: existe uma ligação? J Implant Dent 2011;20:40-6.

61. Chappuis V, Suter VG, Bornstein MM. Deslocamento de um implante dentário para o seio maxilar: relato de uma complicação invulgar durante a realização de procedimentos de elevação do seio maxilar por etapas. Int J Periodontics Restorative Dent 2009; 29:81-87.

62. Ridaura-Ruiz L, Figueiredo R, Guinot-Moya R, Piñera-Penalva M, Sanchez- Garcés MA. Deslocação acidental de implantes dentários para o seio maxilar: um relato de nove casos. J Clin Implant Dent Res 2009;11:38-45.

63. Haben CM, Balys R, Frenkiel S. Migração de implantes dentários para o seio etmoidal. J Otol 2003;32:342-44.

64. Cannizzaro G, Leone M, Esposito M. Carga funcional imediata de implantes colocados com cirurgia sem retalho na maxila edêntula: seguimento de 1 ano de um estudo de coorte único. Int J Oral Maxillofac Implants 2007, 22:87-95.

65. Liebenberg WH, Crawford BJ. Enfisema subcutâneo, orbital e mediastinal secundário à utilização de um dispositivo abrasivo de ar. Quintessence Int J 1989; 28:31-8.

66. McKenzie WS, Rosenberg M. Enfisema subcutâneo iatrogénico de origem dentária

e cirúrgica: uma revisão da literatura. Int J Oral Maxillofac Surg 2009; 67:1265-6.

67. Chrcanovic BR, Custodio AL. Fraturas mandibulares associadas a implantes endosteais. Int J Oral and maxillofac Surg 2009; 13:231-38.

68. Balshi TJ. Análise e gestão de implantes fracturados: Um relatório clínico. Int J Oral Maxillofac Implants 1996;11:660-66.

69. El Askary AS, Meffert RM, Griffin T. Porque é que os implantes dentários falham? (parte I). J Implant Dent 1998; 8:173-85.

70. Wallace SC, Gellin RG, Miller MC, Mishkin DJ. Regeneração de tecidos guiada com e sem osso liofilizado descalcificado em invasões de furca de Classe II mandibular. J Periodontol 1994;65:244-54.

71. Lundgren D, Sennerby L, Falk H, Friberg B, Nyman S. A utilização de uma nova barreira bioreabsorvível para regeneração óssea guiada em ligação com a instalação de implantes. Relatos de casos. J Clin Oral Implants Res 1994; 5:177-84.

72. Kan JY, Rungcharassaeng K, Kim J, Lozada JL, Goodacre CJ. Factores que afectam a sobrevivência de implantes colocados em seios maxilares enxertados: um relatório clínico, J Prosthet Dent 2002;87:485-9.

73. W Knofler, A Knofler, HL Graf. Análise da sobrevivência de implantes num consultório dentário durante um período de 10 anos. Int J Oral Maxillofac Implants 2009;24:1119-28.

74. Machtei EE, Mahler D, Oettinger-Barak O, Zuabi O, Horwitz J. Implantes dentários colocados em locais previamente falhados: taxa de sobrevivência e factores que afectam o resultado. J Clin Oral Implants Res 2008;19:259-64.

75. Corinaldesi G, Pieri F, Sapigni L, Marchetti C. Avaliação das taxas de sobrevivência e sucesso de implantes dentários colocados no momento ou após o aumento do

rebordo alveolar com um enxerto ósseo mandibular autógeno e malha de titânio: um estudo retrospetivo de 3 a 8 anos. Int J Oral Maxillofac Implants 2009;24:1119-28.

76. Roccuzzo M, Angelis ND, Binino L, Marco Aglieta.Resultados de dois anos de um estudo de coorte prospetivo de três braços sobre implantes em pacientes periodontalmente comprometidos. Parte I: perda de implantes e perda óssea radiográfica. J Clinc Oral Implants Res 2009;21:490-96.

77. Atammi F, Topalo V, Manal A. Taxa de sobrevivência de implantes padrão na maxila posterior. Jornal Romeno de Reabilitação Oral 2010; 2:19-26.

78. Simonis P, Dufour T, Tenenbaum H. Sobrevivência e sucesso dos implantes a longo prazo: um acompanhamento de 10-16 anos de implantes dentários não submersos. J Clin Oral Implants Res 2010;21:772-77.

79. Krennmair G, Seemann R, Schmidinger S, Ewers R, Piehslinger E. Resultados clínicos de implantes dentários com forma de raiz de vários diâmetros: Resultados a 5 anos. Int J Oral Maxillofac Implants 2010;25:357-66.

80. Jang HW, Kang JK, Lee K, Lee YS, Park PK. Um estudo retrospetivo sobre os factores relacionados que afectam a taxa de sobrevivência dos implantes dentários. J Adv Prosthodont 2011; 3:204-15.

81. Ramachandra SS, Patil M, Mehta DS. Avaliação de implantes colocados em alvéolos de extração recentes na região anterior do maxilar: Um estudo clínico-radiográfico. J Dent Implants 2010;7:19-26.

82. Swierkot K, P Lottolz, R Mengel. Mucosite, Periimplantite: sucesso de implantes e sobrevivência de implantes em indivíduos com periodontite agressiva generalizada tratada: resultados de 3 a 16 anos de um estudo de coorte prospetivo a longo prazo. J Periodontol 2012;12:1-2.

83. Fugazzotto, P: Uma análise retrospetiva de implantes colocados imediatamente em 418 locais que apresentavam patologia periapical: resultados e considerações clínicas, Int J Oral Maxillofac Implants 2012;27:194-202.

84. Montero J, Lopez-Valverde A, de Diego RG. Um estudo retrospetivo dos factores de risco para a expansão do rebordo com osteótomos auto-roscantes na cirurgia de implantes dentários, Int J Oral Maxillofac Implants 2012;27:203-10.

85. Smith RA, Berger R, Dodson TB.Factores de risco associados a implantes dentários em pacientes saudáveis e clinicamente comprometidos. Int J Oral Maxillofac Implants 1992;7:367-72.

86. Salonen MA, Oikarinen K, Virtanen K, Pernu H. Falhas na osseointegração de implantes endodônticos. Int J Oral Maxillofac Implants 1993; 8:92-7.

87. Lindquist LW, Carlsson GE, Jemt T. Associação entre perda óssea marginal à volta de implantes mandibulares osseointegrados e hábitos tabágicos: um estudo de acompanhamento de 10 anos.J Dent Res 1997;76:1667-74.

88. Balshi TJ, Wolfinger GJ. Implantes dentários em pacientes diabéticos: Um estudo retrospetivo. Implant Dent 1999; 8:355-59.

89. Schwartz-Arad D, Samet N, Samet N, Mamlider A: Tabagismo e Complicações de Implantes Dentários Endósseos.J Periodontol 20002;73:153-57.

90. Mc Dermott NE, Chuang SK, Woo VV, Dodson TB. Complicações dos implantes dentários: Identification, Frequency, and Associated Risk Factors, Int J Oral Maxillofac Implants 2003;18:848-55.

91. Rodriguez-Argueta OF, Figueiredo R, Valmaseda-Castellon E, Gay-Escoda C.Complicações pós-operatórias em pacientes fumadores tratados com implantes: Um estudo retrospetivo. J Oral Maxillofac Surg 2011;69:2152-7.

92. Store G, Heyden A, Walaas L. Cirurgia de osteointegração e estabilidade do implante em mandíbulas irradiadas. J Oral Surg 2011;4:65-72.

93. SK Chaung, Wei LJ, Douglas CW, Dodson TB. Factores de risco para falhas de implantes dentários: Uma estratégia para a análise das observações do tempo de fracasso em cultura. Int J Oral Maxillofac Implants2004; 1:873-79, 2004.

94. Hardt CR, Grondahl K, Lekholm U, Wennstrom JL.Resultado da terapia com implantes em relação à perda de suporte ósseo periodontal: um estudo retrospetivo de 5 anos.J Clin Oral Implants Res 2002;13:488-94.

95. Rosenberg ES. , Cho SC, Eilan N, Jalbout ZN, Froum S, Evian CI. Uma comparação das caraterísticas da falha e sobrevivência do implante em pacientes periodontalmente comprometidos e periodontalmente saudáveis: um relatório clínico. Int J Oral Maxillofac Implants 2004;19:873-79.

96. Moy PK, Medina D, Shetty V, Aghaloo TL. Taxas de insucesso dos implantes dentários e factores de risco associados. Int J Oral Maxillofac Implants 2005;20:569-77.

97. DeLuca S, Zarb G. O efeito do tabagismo em implantes dentários osseointegrados. Parte II: Perda óssea peri-implantar. Int J Prosthodont 2006;19:560-66.

98. Montes CC, Pereira FA, Thome G, Alves ED, Acedo RV: Factores de falha associados à perda de implantes dentários integrados em Osseo J Implant Dent 2007;16:404-11.

99. Tabanella G, Nowzari H, Slots J: Determinantes clínicos e microbiológicos de implantes dentários doentes, J Clin Implant Dent Relat Res 2009; 11:24-36.

100. Zaid BH, Yousef MW, Sawair Faleh A: Insucesso precoce dos implantes dentários: factores de risco. Br J Oral and Maxillofac Surg 2011;8:1-5.

101. Ayesha Hanif1, Saima Qureshi Complicações em implantologia dentária Complicações em implantologia dentária 2019

Índice

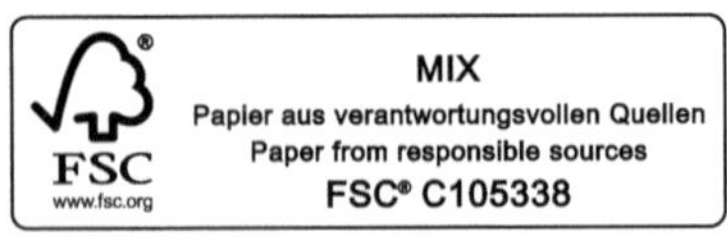

Printed by Books on Demand GmbH, Norderstedt / Germany